Einheimische Blütenessenzen

Anja Rückert

EINHEIMISCHE BLÜTENESSENZEN
Selbst herstellen, selbst anwenden

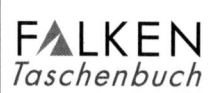

Ebenfalls im FALKEN Verlag erschienen:

Bach-Blüten für mein Kind (Best.Nr. 1773)
Das große Buch der Bach-Blüten (Best.Nr. 0389)

Sie sind überall erhältlich, wo es Bücher gibt.

Sie finden uns im Internet: **www.falken.de**

Dieses Buch wurde auf chlorfrei gebleichtem und säurefreiem Papier gedruckt.

Der Text dieses Buches entspricht den Regeln der neuen deutschen Rechtschreibung.

Originalausgabe
ISBN 3 8068 60520 4

© 1999 by FALKEN Verlag, 65527 Niedernhausen/Ts.
Die Verwertung der Texte und Bilder, auch auszugsweise, ist ohne Zustimmung des Verlags urheberrechtswidrig und strafbar. Dies gilt auch für Vervielfältigungen, Übersetzungen, Mikroverfilmung und für die Verarbeitung mit elektronischen Systemen.

Umschlaggestaltung: Zembsch' Werkstatt, München
Gestaltung: Lohse Design, Büttelborn
Redaktion: MJR Hamburg/Jürgen Knöppler, FALKEN Verlag
Herstellung: MJR Hamburg/Bettina Christ, FALKEN Verlag
Satz: MJR Hamburg
Druck: Freiburger Graphische Betriebe GmbH, Freiburg

Die Ratschläge in diesem Buch sind von der Autorin und vom Verlag sorgfältig erwogen und geprüft, dennoch kann eine Garantie nicht übernommen werden. Eine Haftung der Autorin bzw. des Verlags und seiner Beauftragten für Personen-, Sach- und Vermögensschäden ist ausgeschlossen.

817 2635 4453 6271

Inhalt

Einleitung

Dr. Edward Bach –
der „Er"-finder der Blütentherapie

Schon lange vor dem Begründer der modernen Blütenessenz-Therapie entstanden Heilmethoden, die man als Schwingungsmedizin bezeichnet. So gab es bereits von einigen tausend Jahren in Australien eine rituelle Heilmethode, bei der mit Blütenenergie angereichertes Wasser eine Rolle spielte. Auch bei den Ureinwohnern Nordamerikas oder später im mittelalterlichen Europa wurden Befindlichkeitsstörungen oder melancholische Zustände mit Blüten kuriert, die samt der an ihnen hängenden Tautropfen gegessen wurden.

Am Anfang der Geschichte der modernen Blüten-Essenzen steht eine zwei Meter hohe Pflanze mit rosafarbenen Blüten: Das Drüsentragende Springkraut (Impatiens glandulifera). Dieses Gewächs war die erste der von dem englischen Landarzt Dr. Edward Bach erspürten Pflanzen, die eine harmonisierende Wirkung auf die Seele auszuüben vermögen. Inzwischen gibt es einige tausend Heilmittel, die nach den von Bach entwickelten Methoden hergestellt werden. Neben Blüten und Bäumen finden sich auch Steine oder Kakteen. Würde man alle vollständig zusammenfassen wollen, müsste man ein mehrbändiges Lexikon schreiben.

Edward Bachs Traum war, dass sich jeder Mensch schnell und einfach mit Blütenessenzen selbst heilen können sollte. Da verwundert es nicht, dass Menschen in der ganzen Welt versucht haben, Pflanzen zu finden, die eine heilkräftige Wirkung haben – und darüber hinaus in ihrer eigenen Umgebung wachsen. Zum Teil haben die Essenzen auch lange Tradition. So wurden zum Beispiel in der Eifel die Blüten des Altarschmucks gesammelt, die nach den Fronleichnams-Prozessionen übrig blieben. Die Pflanzenteile wurden in Alkohol oder Wasser gelegt und in die Sonne gestellt. In den Wintermonaten trank man die entstandenen Essenzen.

Der Erfinder der Blütentherapie war Dr. Edward Bach. Aber ohne Zweifel hat er die Blüten natürlich nicht er-funden, sondern vielmehr ge-funden. Auch sind sie ihm nicht zufällig begegnet, sondern er hat gezielt nach ihnen gesucht.

Edward Bach wurde am 24. September 1886 geboren. Der Vater war ein betuchter Fabrikbesitzer, so dass der Sohn ohne finanzielle Probleme seinen Studien nachgehen konnte. Bereits als Kind hielt sich der kleine Edward am liebsten im Freien auf. Seine Naturverbundenheit und die hohe Empfindsamkeit machten ihn schon in den ersten Jahren seines Lebens zu etwas Besonderem. Stundenlang durchstreifte er die Umgebung und beobachtete die Geschöpfe der Natur. Mit 17 Jahren begann er, in der Messinggießerei seines Vaters zu arbeiten. Hier wurde er mit den gesundheitlichen Störungen der Arbeiter konfrontiert, die unter wahrlich schlechten Arbeits- und Lebensbedingungen litten. Der große Traum des Heranwachsenden war, eines Tages ein Mittel zu finden, mit dem man alle Krankheiten leicht heilen könnte. Am liebsten wäre es ihm wohl gewesen, dieses allein mit der Kraft seiner Hände bewerkstelligen zu können.

Mit 20 Jahren begann der junge Mann ein Medizinstudium. Er wurde zunächst Unfallamtsarzt, später Unfallchirurg in London und eröffnete schließlich eine eigene Praxis. Schwerpunkt bei seiner praktischen Tätigkeit war die Behandlung mit homöopathischen Mitteln. Die Schriften des Erfinders der Homöopathie, des deutschen Arztes Samuel Hahnemann, beeindruckten Bach sehr. Vor allem machte er sich die Überlegung zu eigen, dass der Mensch als ein Ganzes zu behandeln sei. Damit unterschied er sich von den meisten seiner Zeitgenossen, die sich darauf beschränkten, die einzelnen Symptome einer Krankheit getrennt zu behandeln.

Bevor Dr. Bach sich aber auf die Suche nach „seinen" Pflanzen machte, stürzte er sich mit großem Eifer auf eine andere Behandlungsmethode. Im Rahmen seiner Forschungsarbeit fand er heraus, dass bestimmte chronische Erkrankungen entstehen, weil die Darmflora im Ungleichgewicht ist. Eine Erkenntnis, die übrigens die moderne Medizin bestätigt: Der Darm und die in ihm siedelnden Bakterien sind zwar im Wesentlichen für die Verdauung zuständig, sie haben aber ebenso wichtige Aufgaben im

Immunsystem. Dr. Bach entwickelte aus bestimmten Bakterien homöopathische Arzneien, die „Bach-Nosoden", mit denen sich die Darmbesiedelung wieder ins Gleichgewicht bringen ließ. Darüber hinaus erkannte er, dass die sieben Gruppen von Darmbakterien, die er hauptsächlich untersuchte, auch einen Einfluss auf die Gemütslage der Patienten hatten.

Obwohl man die Nosoden als Meilenstein auf dem Lebensweg des Doktors bezeichnen kann, war Bach noch lange nicht zufrieden. Vor allem störte ihn, dass die Nosoden nicht wirklich natürliche Heilsubstanzen waren. Viele Stunden verbrachte er an den Betten seiner Patienten, um mit ihnen über ihr „Inneres" zu sprechen. Mit der Zeit wurde ihm immer deutlicher, dass eine Krankheit nicht allein durch den Körper verursacht wurde. Vielmehr schien die seelische Verfassung die gesundheitliche Störung auszulösen. Bach begann also, statt der Organe, den Seelenzustand seiner Patienten zu untersuchen. Am Ende verordnete er die Nosoden nur noch nach der Seelenlage, ohne die tatsächliche Erkrankung zu berücksichtigen. Und siehe da: Die Kranken genasen.

Die ausgezeichnete Beobachtungsgabe des Arztes führte ihn schließlich zu zwölf Charaktertypen, die im wesentlichen die Natur jedes Menschen beschreiben – allerdings mit fließenden Übergängen. Er machte es sich nun zur Aufgabe, die Charaktereigenschaften der Menschen miteinander in Einklang zu bringen. Denn ein ausgeglichener, harmonisch in sich ruhender Mensch ist – so nahm er an – gegen Erkrankungen gefeit.

Doch wie stellt man es an, den Seelenzustand in Harmonie zu bringen? Für Dr. Bach war von Anfang an klar, dass nur eine absolut natürliche Substanz in Frage kam. Ideal schien ihm die Blüte – das hochentwickelte „Fortpflanzungsorgan". Im Jahre 1930, auf einem seiner zahlreichen Spaziergänge, hatte Edward Bach schließlich eine Art Offenbarung: Im englischen Wales fand er die beiden ersten Blüten, die seinen Erwartungen entsprachen: Das Drüsentragende Springkraut (Impatiens) und die Gefleckte Gauklerblume (Mimulus). Nach vielen vergeblichen Selbstversuchen ließ er sich nun nur noch von seinen Ahnungen leiten.

Für Bach war damit der Durchbruch da. Er trennte sich nach und nach von seiner schulmedizinischen Arbeit und widmete sich am Ende ausschließlich der Blütentherapie. Mit der Zeit führte ihn seine Intuition zu 37 Pflanzen und der heilenden Wirkung des Quellwassers (das vollständige System umfasst also 38 Flaschen). Am Ende konnte er die Wirksamkeit einer Pflanze ohne lange Tests – nur mit Hilfe seiner Intuition – verspüren. Er empfand sich selbst auch nicht mehr als Arzt, sondern vielmehr als „Kräutersucher".

Allerdings: Die englische Ärzteschaft geriet aufgrund dieser Anschauung in Aufruhr. Die Blütentherapie galt als vollkommen unwissenschaftlich und vollkommen abwegig. Der Erfolg aber gab Dr. Bach Recht: Nicht nur dass seine Patienten sich schnell besser fühlten, sie litten auch nicht unter irgendwelchen Nebenwirkungen. Die Bachblüten waren und sind eben reine Natur.

Die Philosophie Bachs ist von allerlei Lehren beeinflusst, in der Hauptsache jedoch christlich geprägt. Der Kräutersucher Bach empfand die Blüten als Gottesgeschenk. Daher weigerte er sich auch, seine Blütenessenzen gegen Geld zu verkaufen, allenfalls Spenden schienen ihm annehmbar. Sein Traum wäre es gewesen, dass alle Menschen auf der Welt in der Lage sein sollten, sich selbst mit Hilfe von Blütenessenzen zu stabiler Gesundheit und Wohlbefinden zu verhelfen. Als Edward Bach am 27. November 1936 an Herzversagen starb, hätte er wohl kaum geglaubt, dass heute – nur wenige Jahrzehnte später, seine Behandlungsmethode in der ganzen Welt verbreitet ist und von vielen Therapeuten in seinem Sinne weiterentwickelt wird.

Allgemeines über Blütenessenzen

Blütenessenzen sind keine Arzneien im eigentlichen Sinn. Eine herkömmliche Kopfschmerztablette etwa bekämpft den Schmerz auf biochemische Weise: Sie wirkt an einer bestimmten Stelle im Gehirn, wo sie den Schmerz „abstellt". Blütenessenzen können auf diese Weise nicht wirken – das sollen sie auch nicht. Die Essenzen enthalten keine Inhaltsstoffe der Blüten, wie etwa ätherische Öle oder Gerbstoffe. Und durch die zusätzliche Verdünnung lassen sich in den wässrigen Auszügen nach Bach kaum noch Pflanzenmoleküle nachweisen. Wie also wirken sie?

Die Anhänger der Blütenessenzen sagen, dass Wassermoleküle sozusagen ein Gedächtnis haben. Sie nehmen bestimmte Informationen von Menschen, Pflanzen oder Tieren auf, mit denen sie in Kontakt gekommen sind. Wenn man nun eine Blüte über einen längeren Zeitraum in einen Behälter mit Wasser legt, „merken" sich die Wassermoleküle die energetischen Schwingungsmuster. Nach der Einnahme geben sie diese an den Organismus ab. Allein die positiven Schwingungen schaffen die Voraussetzung, Körper und Seele in einen harmonischen Einklang zu bringen.

Nun gibt es reichlich Skeptiker, die meinen, dass eine solche Wirkung ein reiner „Placebo-Effekt" sei. Mit „Placebo" ist in der Medizin eine Substanz oder Tablette gemeint, die keinerlei Wirkstoffe enthält. Dennoch können solche, eigentlich unwirksamen, Mittel verschiedene gesundheitliche Störungen günstig beeinflussen – indem man dem Patienten glaubhaft macht, die Arznei würde ihm helfen. Heilung bringt in diesem Fall der reine Glaube. Dennoch mussten sich nicht wenige der Bachblüten-Kritiker im Selbstversuch belehren lassen, dass die Blütenessenzen sehr wohl wirksam sind. Außerdem werden auch Babys, Pflanzen oder Tiere oftmals sehr erfolgreich behandelt.

Erklärungen der Wirkungsweise

Auch moderne Blütenessenz-Hersteller haben Erklärungen für die Wirkung. Je nach geistiger Ausrichtung unterscheiden sich die Aussagen geringfügig – im Kerngedanken meinen sie aber dasselbe: Die positive Energie der Blüten beseitigt negative Tendenzen im Körper. Die Stimmung des Patienten hebt sich, die Selbstheilung setzt ein.

Dr. Bach meinte, die Blütenmittel öffnen die „Kanäle" des Menschen, so dass Licht in die Seele eindringen könne. Die Blüten bekämpften nicht die Krankheit, sondern füllten den Körper mit guten Schwingungen, gegen den die Krankheit keinen Bestand haben könne. Wörtlich sagte er sogar, dass „jegliche Krankheit dahinschmilzt wie Schnee in der Sonne."

Eine der möglichen Erklärungen lautet so: Durch den Widerstreit der Gefühle im Menschen sammeln sich Blockaden an. Diese bringen das fein abgestimmte Gleichgewicht zwischen den feinstofflichen Körpern in Unordnung. Nach Ansicht vieler Esoteriker und auch Parapsychologen umlagern sieben feinstoffliche Energieschichten den Leib wie die Schalen einer Zwiebel. Sie sind zuständig für Willenskraft oder Denken, Ahnungen und Eingebungen oder auch das gefühlsmäßige Gleichgewicht (siehe Seite 26 f.). Die Blütenenergien gleichen diese Körper wieder miteinander aus, so dass ein harmonisches Zusammenspiel entsteht. Andere sagen, die Energie der Blüten würde die Chakren, also die „Energieräder" des Körpers günstig beeinflussen (siehe Seite 24 ff.).

Herstellungsmethoden

Blütenessenzen sind sogenannte wässrige Auszüge. Die meisten Hersteller arbeiten nach den von Edward Bach entwickelten Methoden, der Sonnen- und der Kochmethode. Wichtig ist in jedem Fall, dass sich der Hersteller zunächst sorgfältig auf seine Aufgabe vorbereitet. Er darf nicht mit niederdrückenden Problemen beladen sein oder sich sonst in einem unausgeglichenen Zustand befinden. Ausnahme: Möchte man für sich selbst eine Essenz zubereiten, muss man sich seiner inneren Konflikte bewusst sein, bevor man sich an die Herstellung macht. Viele Hersteller führen deshalb vor dem Sammeln der Blüten eine gründliche körperliche Reinigung durch und bereiten sich meditativ auf die Arbeit vor. Andere erbitten Hilfe von höheren geistigen Wesen oder stellen zumindest eine intensive geistige Verbindung zur ausgewählten Pflanze her.

Auch andere Faktoren sind bei der Herstellung der Essenzen von Bedeutung. So sollten die Blüten, aus denen man die Essenzen gewinnen will, zum Beispiel nicht mit dem Menschen in Berührung kommen. Deshalb nimmt man zum Pflücken der ausgewählten Pflanzenteile meist ein Blatt oder einen Zweig derselben Pflanze. Manche Hersteller berücksichtigen die Mondphasen, andere wiederum schwören auf bestimmte Werkzeuge, mit denen die Pflanzenteile abgetrennt werden.

Zur Verdünnung und Verlängerung der Haltbarkeit verwendete Dr. Bach französischen Branntwein. Andere Sorten Alkohol tun es aber ebenso. Wichtig bei der Konservierung ist ein Alkoholgehalt von mindestens 40 Prozent. Allerdings ist Alkohol nicht zwingend notwendig. Man kann die Essenz zum Beispiel auch mit Essig konservieren, wenn etwa Kinder behandelt werden sollen oder eine Alkoholunverträglichkeit besteht.

Die Tau-Methode

Diese Methode ist wohl die älteste Art und Weise, die energetischen Schwingungen von den Pflanzen zu bekommen. Dabei streift man die Tautropfen, die sich in der Frühe auf den Pflanzen sammeln, vorsichtig ab und fängt sie in einem Gefäß auf. Jedoch muss man abwarten, bis die Sonne die Wassertröpfchen mit Energie angereichert hat. Von Paracelsus, dem mittelalterlichen Arzt, ist überliefert, dass er mit dieser Methode Heilwasser sammelte. Heutzutage wartet man nicht immer, bis sich der Tau von selbst bildet, sondern man tropft das Wasser mit einer Pipette auf die Pflanzen.

Die Sonnen-Methode

Diese Methode war die erste, die von Edward Bach entwickelt wurde. An einem klaren sonnigen Tag werden die Blüten gepflückt. Die Blüten müssen sich voll entfaltet haben, Knospen oder welke Teile kommen nicht in Frage. Die Pflanzenteile kommen in eine Glasschüssel, die mit möglichst reinem Wasser gefüllt ist. Eine Kristallschale eignet sich ebenfalls, feuerfestes Material dagegen taugt nicht zur Gewinnung der Essenz. Das verwendete Wasser stammt im Idealfall aus einer möglichst nahen Quelle. Nun stellt man die Schale dicht bei der ausgewählten Pflanze mehrere Stunden lang in die Sonne. Mindestens drei Stunden dauert dieser Vorgang, spätestens wenn die Pflanzen welk werden, müssen sie aus dem Wasser entfernt werden. Dazu verwendet man Zweige der Pflanze. Während die Schale in der Sonne steht, darf kein Schatten einer Pflanze oder Wolke über sie fallen. Deshalb beginnt man die Prozedur möglichst vor neun Uhr morgens. Die zurückbleibende Flüssigkeit wird sofort haltbar gemacht, indem man sie mit der gleichen Menge Alkohol (mindestens 40%) versetzt.

Die Koch-Methode

Auch dieses Verfahren geht auf Dr. Bach zurück. Er stand vor einem schwierigen Problem: Manche der gefundenen Pflanzen blühen früh im Jahr, zu einer Zeit also, in der die Kraft der Sonne nicht ausreicht, um die Energie der Pflanze ans Wasser abzugeben. Die Koch-Methode ist wetterunabhängig und geht zudem schneller als die zuerst entwickelte Sonnen-Methode.

Bei diesem Verfahren werden die Blüten ebenfalls samt einem kleinen Stückchen Stängel zu einer frühen Tageszeit gepflückt. Allerdings legt man sie nicht in eine Schale mit Wasser, sondern sammelt sie in einem kleinen Topf aus Emaille oder Edelstahl. Das Gefäß sollte nicht mehr als bis zu zwei Dritteln gefüllt sein. Dann bringt man die Blüten und Zweige möglichst rasch zu einem Herd. Man füllt frisches Quellwasser in den Topf, bis die Pflanzenteile gut bedeckt sind. Im offenen Topf lässt man das Ganze rund eine halbe Stunde lang sanft köcheln. Während dieser Zeit muss man darauf achten, dass die Blüten nicht zu weit nach oben steigen. Zum Herunterdrücken verwendet man wenn möglich Stängel oder Zweige derselben Pflanze. Nach Ablauf der Kochzeit werden die Blüten aus dem Wasser gefischt – ohne sie mit den Händen zu berühren – und die zurückbleibende Flüssigkeit 1:1 mit Alkohol versetzt.

Andere Methoden

Neben den klassischen Methoden haben manche Hersteller auch spezielle Verfahren entwickelt. Hauptsächlich wurden sie dabei von der Vorstellung geleitet, dass man der Pflanze in einer gewissen Form Gewalt antut, wenn man ihre Blüten pflückt. Sensible Anwender sind sicher, dass die Essenz einer verletzten Pflanze weniger wirksam ist als die einer lebenden Blüte. Aus diesem Grund wird auch die Kochmethode nach Bach von manchen Herstellern abgelehnt.

Hinzu kommen Überlegungen des Artenschutzes. Es mag zwar keinen großen Eingriff in die Natur darstellen, wenn man ein paar Zweige eines Walnussbaumes abtrennt. Manche Orchideen-Arten, die nur selten zu finden sind, sollte man aber nicht gedankenlos abpflücken.

Aus diesen Gründen lassen einige Hersteller geeignetes Wasser über die lebenden Pflanzen rinnen, anstatt die Blüten zu pflücken. Andere wiederum stellen eine wassergefüllte Schale neben die Blumen und verbinden sich auf geistiger Ebene mit der Pflanze, um die Energie auf das Wasser übergehen zu lassen. Bei der sogenannten Bienenflug-Methode schließlich lässt man die Wassertropfen in einem genau bestimmten Abstand an der Pflanze vorbeifallen und fängt sie danach wieder auf.

Vom schulmedizinischen Standpunkt aus betrachtet muten diese Methoden natürlich äußerst seltsam an. Ein streng wissenschaftlich arbeitender Arzt allerdings, würde seinen Patienten auch niemals Blütenessenzen verordnen – und dennoch bringen sie unzähligen Menschen echte Hilfe.

Vorrats- und Einnahmeflaschen

Blütenessenzen werden überwiegend in Vorratsflaschen verkauft, sogenannten Stock bottles (stock = Vorrat, bottle = Flasche). Dabei handelt es sich um 30 Milliliter fassende Flaschen, die mit einem Pipettenverschluss versehen sind. In eine solche „Stock bottle" kommen zwei Tropfen der Ursprungsessenz, die ja bereits mit Alkohol versetzt wurde. Diese füllt man nochmals mit Wasser oder Branntwein auf. Essenzen in Stock bottles kann man sehr lange aufbewahren. Genauere Informationen hierzu erteilen die jeweiligen Hersteller. Am besten lagert man sie bei Zimmertemperatur, an einem lichtgeschützten Ort.

Bevor man die Essenz einnehmen kann, muss sie aber noch einmal verdünnt werden. Dazu mischt man jeweils einen Tropfen der Essenz aus der Stock bottle mit zehn Milliliter Wasser. Im Durchschnitt kommt man mit einer Flasche etwa drei bis vier Wochen aus.

Soll die Flüssigkeit lange aufgehoben werden (zum Beispiel bei sogenannten Notfalltropfen) oder handelt es sich um eine große Menge, die hergestellt werden soll, muss man auch hier mit Alkohol konservieren. Hat man eine 30 Milliliter fassende Flasche, gibt man also zunächst drei Tropfen Essenz hinein, füllt diese dann zu einem Viertel mit Konservierungsmittel und gießt mit Quellwasser auf.

Werden verschiedene Essenzen miteinander gemischt, gibt man von jeder Essenz einen Tropfen pro zehn Milliliter in die Einnahmeflasche. Bei vier Essenzen und einer 30 Milliliter fassenden Flasche sind das also vier mal drei Tropfen.

Einnahme

Die meisten Anbieter empfehlen, von der sogenannten persönlichen Mischung viermal täglich vier Tropfen einzunehmen, allerdings nicht unmittelbar vor oder nach dem Essen. Vielfach wird auch empfohlen, das Mittel zunächst unter die Zunge zu geben und dort eine Weile „aufzuheben", bevor man es hinunterschluckt. Die „Notfallmittel" kann man auch in kürzeren Abständen einnehmen – wenn es notwendig wird sogar alle zehn Minuten. Das gilt auch für die „persönliche Mischung", wenn eine starke Stress-Situation eintritt.

Auf eine genaue Dosierung kommt es bei Blütenessenzen nicht an. Man sollte sich einfach von seinen Gefühlen leiten lassen. Eine Überdosierung ist praktisch unmöglich und Nebenwirkungen wurden noch niemals beobachtet. Hat man das Bedürfnis, die Tropfen einmal mehr einzunehmen, oder verspürt man den Wunsch nach ein oder zwei „Extratropfen", kann man diese getrost schlucken. Wird die Einnahme einmal vergessen, kann man davon ausgehen, dass der Körper diese Essenz nicht benötigt: Entweder ist der behandlungsbedürftige Zustand vorüber, man ist auf dem deutlichen Weg der Besserung, oder man sollte die Essenz durch eine andere ersetzen.

Eine weitere Methode die Essenzen einzunehmen, ist die folgende: Man gibt von jeder ausgewählten Essenz ein bis zwei Tropfen in ein Glas mit reinem Quellwasser. So entsteht die „persönliche Mischung" im Glas, von der man alle paar Stunden zwei bis drei Schluck nimmt. Natürlich ist diese Mischung nicht so lange haltbar wie die Essenz in einer Flasche.

Schließlich kann man die Essenzen auch direkt aus der Vorratsflasche einnehmen. Manche Therapeuten halten diese Einnahmevariante für die beste. Allerdings muss man sich darüber klar sein, dass es bei Blütenessenzen nicht auf die Menge, sondern mehr auf die Qualität ankommt. Das stärkere Konzentrat hat also nicht unbedingt auch die stärkere Heilkraft. Bei der Mischung von mehreren Konzentraten ist dieses Verfahren außerdem recht unpraktisch und teuer.

Andere Möglichkeiten der Anwendung

Blütenessenzen werden nicht ausschließlich in Stock bottles vertrieben. Man kann zum Beispiel auch Sprays bekommen, mit denen man einen ganzen Raum sozusagen mit den positiven Energien imprägnieren kann, so dass diese direkt auf die feinstofflichen Körper und die Aura wirken können. Diese Sprays eignen sich auch zur Behandlung von Pflanzen. Einige Hersteller haben darüber hinaus Cremes, Kompressen und Lotionen im Programm, die man direkt auf den Körper auftragen kann. So lassen sich zum Beispiel gezielt Akupunkturpunkte behandeln.

Von vielen Blüten ist es möglich, farbige Abbildungen zu bekommen. Manche Therapeuten empfehlen, über diesen Bildern zu meditieren, um in den vollen Genuss der Energien zu kommen. Dabei sind positive Aussagen nützlich, etwa „ich mag mich, wie ich bin" oder auch Vorsätze wie „ich brauche keine Zigaretten". Einige Heiler meinen sogar, es reiche, das Bild der heilkräftigen Pflanze zu betrachten, man müsse die Essenz gar nicht einnehmen.

Es gibt durchaus Situationen, in denen man die Essenzen nicht einnehmen kann, aber dennoch das Gefühl hat, seine Tropfen dringend zu brauchen. Sei es, dass man sich in einer Prüfung befindet oder eine Rede halten muss. In diesen Fällen kann es hilfreich sein, die Flasche mit der Essenz möglichst dicht am Körper zu tragen.

Grenzen der Anwendung

Wenn jemand offensichtlich ernsthaft erkrankt ist oder über Beschwerden klagt, die schon längere Zeit andauern, ohne dass ein Arzt befragt wurde, muss man ihn zunächst in medizinische Behandlung schicken. Blütenessenzen sind ein Heilmittel für Seelenzustände. Sie können Beschwerden nur so lange lindern, wie der Körper nicht Schaden genommen hat.

Problematisch wird es auch, wenn man Abhängigkeiten erzeugt. So kann es sein, dass jemand, der das Rauchen aufgeben will, eine seelische Abhängigkeit von „seinen" Tropfen entwickelt. In diesem Fall ist natürlich der Gedanke der Blütentherapie verfehlt.

Andererseits sind Blütenessenzen mit jeder anderen Therapieform verträglich. Sowohl eine schulmedizinische als auch eine homöopathische Behandlung kann wirkungsvoll unterstützt werden.

Wer sich in die Hände eines Blütenessenz-Therapeuten begeben möchte, sucht sich am besten jemanden aus, der im Bekanntenkreis empfohlen wird. Nach Möglichkeit sollte dieser auch über grundlegendes medizinisches Wissen verfügen, um die eventuelle Notwendigkeit eines Arztbesuches zu erkennen.

Qualitätssicherung

Heutzutage gibt es eine unüberschaubare Menge an Schwingungsessenz-Erzeugern – neben Blüten-, Pilz- und Baum-, werden auch Kakteen-, Edelstein-, Muschel-, See- oder Kraftplatz-Essenzen hergestellt. Je mehr Anbieter auf dem Markt erscheinen, desto schwieriger wird es natürlich für den Ratsuchenden, das Angebot zu überblicken. Und desto größer ist auch die Gefahr, dass der Unkundige Scharlatanerie oder Geldschneiderei zum Opfer fällt.

Ein wesentliches Problem der Blütenessenz-Hersteller ist, dass es keine genaue Definition gibt, was eine Blütenessenz eigentlich ausmacht. Einige Hersteller haben sich daher 1997 zusammengetan und die „Maueler Konvention zur Sicherung der Qualität von Blütenessenzen" verfasst. Zu diesen Herstellern gehören unter anderem der Blüten-Arbeitskreis Steyerberg, IrisFlora und Yggdrasil. In der Maueler Konvention wird vor allem genau bezeichnet, was eine Blütenessenz ist. Außerdem bestimmt die Konvention, dass eine solche Essenz nicht durch fremde Materialien verunreinigt werden darf.

Auswahl der Essenzen

Bevor man sich an die Auswahl der Essenz macht, muss man sich das geeignete Blütensystem, also einen geeigneten Hersteller, aussuchen. Als allgemeine Empfehlung gilt, dass die Blüten, die im persönlichen Umfeld wachsen, eher geeignet sind, als solche, die erst von weither beschafft werden müssen. Jemand, der in Norddeutschland wohnt und aufgewachsen ist, wird also eher vom englischen Bach-Blüten-System profitieren als von Kakteenessenzen oder Orchideenblüten. Ein weiterer wichtiger Punkt bei der Auswahl des Systems ist die Herstellung oder auch die geistige Ausrichtung.

Natürlich kann es passieren, dass man im ausgewählten System auf Anhieb keine passende Blüte findet. In diesem Fall wählt man zunächst eine Mischung aus entscheidungsfördernden Essenzen und solchen, die Klarheit bringen. Manchmal kann es auch hilfreich sein, die Behandlung mit Notfalltropfen zu beginnen. Diese Vorgehensweise ist sinnvoll, wenn man bereits seit langer Zeit unzufrieden ist, mit den Nerven herunter oder aus einem anderen Grund keine Ruhe findet, um sich selbst eingehend zu befragen.

Essenzen für sich selbst finden

Wer sich selbst sehr gut kennt, nicht zu Selbstbetrug neigt und den ernsthaften Wunsch zur Weiterentwicklung hat, kann anhand von Fragebögen und dem eingehenden Studium der Blütenbeschreibungen die geeignete Essenz zur Selbstbehandlung finden. Zu klären sind vor allem Fragen wie: Welche negativen Eigenschaften behindern mich? Welche günstigen Eigenschaften fehlen mir? Was ist störend an meinem Verhalten? Wer ehrlich und selbstkritisch ist, wird vermutlich auf Antworten stoßen, die er nicht hören will. Dennoch ist es wichtig, genau an dieser Stelle anzusetzen. Schließlich ist es ja leicht, diesen Zustand zu beseitigen!

Andere Methoden

Freunde

Eine andere Möglichkeit ist es, einen guten Freund oder eine gute Freundin zu befragen. Aber man muss aufpassen: Diese sind nur selten objektiv. Dazu kommt, dass jemand, der einem besonders nahesteht, sich oft scheut, die ungeschminkte Wahrheit zu sagen. Den Menschen, den man befragt, muss man sich sorgfältig aussuchen, will man den richtigen Weg einschlagen.

Natürlich ist es auch möglich, einen ausgebildeten Blütentherapeuten zu befragen. Hier erhält man fachlich kompetente Hilfe. Adressen vermitteln die jeweiligen Hersteller.

Betrachtung der körperlichen Beschwerden

Körperliche Beschwerden sind meist der Auslöser, wenn man sich zu einer Behandlung – gleich welcher Art – entscheidet. Bei der Auswahl der Essenz sollte man sie nicht außer Acht lassen, darf sie aber auch nicht überbewerten. Zwar weisen häufige Magenbeschwerden beispielsweise auf einen überforderten Menschen hin, oder Kopfschmerzen auf zu viel Stress, aber das allein ist nicht ausreichend zur Auswahl der Essenz. Es soll ja schließlich die geistige Lage und nicht das körperliche Symptom behandelt werden.

Intuition

Manche Menschen haben, ebenso wie Edward Bach, eine besondere Begabung, die ihnen hilft, für sich selbst oder auch andere ein Heilmittel auszusuchen. Wer über eine solche Intuition verfügt, kann zum Beispiel die 38 Flaschen der Bach-Blütenessenzen vor sich auf den Tisch legen. Dann schließt man die Augen und hält die Hand über die Flaschen. Nun konzentriert man sich auf das Problem, dass es zu lösen gilt und bewegt die Hand langsam über die Essenzen. Fast immer wird man auf diese Weise die richtige Blütenessenz erspüren können.

Eine weitere Methode, die passende Essenz auszusuchen, ist das Betrachten von Bildern der Blüten oder Pflanzen. Fühlt man sich von einer besonders angesprochen, ist das meist die richtige Pflanze, mit deren Essenz man das augenblicklich drängendste Problem in den Griff bekommen kann.

Pendel und Rute

Wenn man sich die geeignete Substanz mittels eines Pendels oder einer Rute aussuchen will, steht man vor einem mühseligen Unterfangen. Man müsste zunächst alle in Frage kommenden Blütensysteme auspendeln und anschließend die einzelnen Essenzen. Sinnvollerweise grenzt man daher zuvor den Kreis der in Frage kommenden Blüten möglichst stark ein. Dann kann man etwa mit einem Pendel direkt über den Flaschen arbeiten. Stehen die Essenzen nicht zur Verfügung, ist auch ein Bild der Blüte geeignet.

Kinesiologische Tests

Manche Heiler arbeiten mit sogenannten kinesiologischen Tests. Man geht dabei davon aus, dass das Unbewusste sich mit dem Organismus verständigt. Grundlage dieser Tests ist die Erkenntnis, dass die befragten Muskelpartien nachgiebig oder hart sind, je nachdem ob ihr Energiefluss leicht ist, oder von etwas blockiert wird. Eine Essenz, auf die der Muskel weich reagiert, ist demzufolge für den Körper im Moment nicht günstig.

Für einen Selbsttest, bildet man mit dem kleinen Finger und dem Daumen einer Hand einen Ring, den man so fest wie möglich schließt. Dann schiebt man Daumen und Zeigefinger der anderen Hand in diesen Ring hinein. Nun stellt man sich die Frage, ob die ausgewählte Essenz zu einem passt. Schließlich versucht man, mit Daumen und Zeigefinger den Ring auseinanderzudrücken. Geht die leicht, ist die Frage mit „nein" beantwortet, geht es schwer, bedeutet das „ja". Es empfiehlt sich allerdings, mit diesem Verfahren erst ein wenig zu üben, bevor man sich bei einer Therapieentscheidung darauf verlässt.

Essenzen für andere finden

Für den Laien ist es natürlich unsinnig, zuerst eine spezielle Auswahlmethode zu erlernen oder gar eine Ausbildung als Heiler zu beginnen. Es gibt zwar Kurse, in denen das Grundlagen-Wissen vermittelt wird. Jedoch eignen sich diese vor allem für Therapeuten, etwa Heilpraktiker oder auch Ärzte. Hierbei geht es übrigens meist um Bachblüten, was auch kaum verwunderlich ist: Bachblüten haben die längste Tradition.

Wer anderen helfen möchte, sollte sich zunächst auf das Studium der Menschen konzentrieren. Man befragt den Hilfesuchenden möglichst eingehend, oder was noch besser ist, man lässt ihn einfach reden und beobachtet: Kommen bestimmte Redewendungen immer wieder vor? Heißt es häufig: „Mein Mann sagt ..." oder „Meine Freundin meint ...", ist das ein wichtiger Hinweis. Ist das Gegenüber verkrampft oder sitzt es betont lässig?

Man muss sich bei solchen Befragungen angewöhnen, auf Zwischentöne zu hören. Vielleicht ist die Charaktereigenschaft, die jemand an anderen am wenigsten leiden kann, genau die, die ihn selbst blockiert. Hüten sollte man sich vor leichtfertigem Schubladen-Denken, zum Beispiel: Der Mann hat Übergewicht, folglich handelt es sich um einen maßlosen Menschen.

Die gewonnenen Erkenntnisse bringt man dann in Einklang mit den Beschreibungen der Blütenessenzen. Vielfach finden sich ziemlich schnell zwei oder drei passende Blüten, die man miteinander mischen kann.

Darüber hinaus werden noch weitere Verfahren zur Bestimmung der passenden Blüten eingesetzt, wie zum Beispiel kinesiologische Tests, Elektroakupunktur, fernöstliche Diagnoseverfahren, Orakel, Astrologie oder Haut-Reflexzonen.

Verschiedene Energiesysteme

Die meisten Heilsysteme behandeln Erkrankungen nicht nur symptomatisch. Auch auf den Energiefluss im Organismus richtet der Therapeut sein Augenmerk. So finden sich unterschiedliche Vorstellungen dieser Energieströme in den verschiedenen Kulturen.

Chakren

Aus dem Yoga, das eigentlich ein philosophisches System ist, kommt das Modell der Chakren. Der Ausdruck „Chakra" entstammt dem Sanskrit und bezeichnet ein Rad, aber auch die Lotusblume. Entlang der Wirbelsäule sind die sieben Hauptchakren aufgereiht, die dem Körper Energie zuführen. Die Chakren haben eine trichterartige Form. Ganz außen, im Astralleib, befindet sich eine Art Ventilator, der die Energie ansaugt und nach innen weiterleitet. Es ist deshalb wichtig, dass sich die Chakren ständig in Schwingung befinden.

Energiearmen Menschen wird zum Beispiel diese Übung empfohlen, die die Chakren in Schwingung versetzen soll: Man stellt sich in die Mitte eines Raumes, breitet die Arme aus und beginnt langsam, sich im Uhrzeigersinn um sich selbst zu drehen. Je häufiger man übt, desto mehr Drehungen wird man schaffen.

Die sieben Haupt-Chakren

Es gibt sieben Haupt- und 21 Nebenchakren, durch die Energie aus dem universellen Energiefeld in den Körper hineinströmt. Basis- und Scheitel-Chakra stellen dabei den senkrechten Hauptstrom der Kraft dar, der die gesamte Wirbelsäule entlangfließt.

1. Basis-Chakra, Muladhara

Es befindet sich am Ende des Steißbeins. Die Öffnung des Basis-Chakras ist nach unten gerichtet. Die Farbe dieses Energierades ist rot. An dieser Stelle ruht die sogenannte Kundalini-Energie. Man stellt sich diese Kraft als Schlange vor, die, wenn sie geweckt wird, nach oben kriecht. Auf ihrem Weg versetzt sie die anderen Chakren in Schwingung. Das Basis-Chakra nimmt die Energie der Erde auf, um dem Körper Erdung und Festigkeit zu geben. Ein geöffnetes Basis-Chakra bringt Realitätssinn, innere Stabilität und schöpferische Kraft.

2. Sakral-Chakra, Svadhistana

Dieses Energierad findet sich in Höhe der Milz. Seine Farbe ist orange und es ist nach vorn geöffnet. Es versorgt den gesamten Bereich des Beckens. Eine Blockade an dieser Stelle bringt Kontaktprobleme, ein langweiliges oder gar nicht vorhandenes Sexualleben und Gefühlsarmut. Ist im Sakral-Chakra dagegen reichlich Energie vorhanden, wächst vor allem der Wunsch nach Veränderung und Aufbruch.

3. Sonnengeflechts-Chakra, Manipura

Zwei fingerbreit über dem Bauchnabel liegt dieses Chakra, das unter anderem auch das unbewusste Nervensystem mit Energie versorgt. Seine Farbe ist die der Sonne: gelb. Ist das Sonnengeflechts-Chakra nicht ausreichend in Schwingung, fehlt es an Kraft und Selbstwertgefühl, es herrschen Anspannung und innerer Aufruhr.

4. Herz-Chakra, Anahata

Diese Stelle wird meistens grün dargestellt. Man findet sie der Mitte der Brust. Hier treffen sich die erdgebundenen Energien mit den spirituellen. Dieses Chakra ist für den Einklang von Körper und Geist zuständig. Störungen haben vor allem eine ungünstige Auswirkung auf zwischenmenschliche Beziehungen.

5. Kehl-Chakra, Visuddha

Am Kehlkopf, dort wo sich die Schilddrüse befindet, liegt dieses Energierad. Seine Farbe ist hellblau. Menschen die an dieser Stelle blockiert sind, werden wortkarg oder schlucken ihre Gefühle herunter, statt über sie zu sprechen. Durch die unterdrückten Gefühle entstehen nicht selten seelische und körperliche Beschwerden.

6. Stirn-Chakra, Ajna

Genau in der Stirnmitte ist dieses lilafarbige Chakra. Wenn es nicht ausreichend in Schwingung ist, neigt der Mensch zu Schwarzseherei. Es fehlt an Orientierung, schöpferischer Kraft und Fantasie.

7. Scheitel-Chakra, Sahashara

Dieses Chakra findet man oben auf dem Kopf, in der Scheitelmitte. Es steht für die Spiritualität, die Erleuchtung, den höheren Geist. Angst und Unsicherheit, aber auch Überheblichkeit und Dünkel entstehen, wenn dieses Rad sich verlangsamt. Vor allem verlieren durch dieses Chakra beeinflusste Menschen ihr Ziel und den Lebensweg aus den Augen.

Die feinstofflichen Körper

Wie bereits beschrieben handelt es sich dabei um sieben Hüllen, die den Körper unsichtbar umgeben. Jede Schicht steht in Verbindung mit einem der sieben Chakren. Am dichtesten am Körper befindet sich der ätherische Körper, der mit dem Basis-Chakra in Verbindung steht. Dann folgt der emotionale Körper, der für die Gefühle zuständig ist, er steht mit dem zweiten Chakra in Verbindung. Die dritte Schicht steht für den mentalen Körper, also für den Geist. Diese drei Ebenen machen das körperliche Wohlbefinden aus. An vierter Stelle folgt der astrale Körper, der mit dem Herz-Chakra in Verbindung steht. Diese Ebene ist für die Liebe zuständig, gemeint ist die Liebe zu den Menschen, die allumfassende, höhere Liebe. Die letzten drei Ebenen stehen für die Spiritualität, also sozusagen das seelische, geistige Wohlbefinden. Zuerst kommt der ätherische Negativkörper, der für das Körperliche steht. Daran schließt der sogenannte himmlische Körper der die Gefühle ausdrückt. Schließlich folgt – im Zusammenhang mit dem Scheitel-Chakra – der ketherische Körper, der für den Geist zuständig ist.

Meridiane

Als Meridiane bezeichnet man in der fernöstlichen Medizin Energiebahnen, die wie Linien über den ganzen Körper verlaufen. Herrscht an irgendeiner Stelle ein Mangel an Energie oder ist der Energiefluss sogar vollständig blockiert, entstehen an entsprechender Stelle Erkrankungen oder zumindest Befindlichkeitsstörungen.

Um die Lebensenergie, das Qi oder Chi, wieder zum Fließen zu bringen, werden Akupunkturnadeln an bestimmte Stellen auf diesen Meridianen in die Haut gesetzt. Auch mittels Druck an den entsprechenden Stellen (Akupressur), durch das Aufkleben von Magneten (Tai-Ki) oder winzigen Räucherkerzen (Moxibustion) können diese Punkte beeinflusst werden.

Verschiedene Blütensysteme

Nachfolgend sind einige Hersteller und Blütensysteme aufgeführt. Die Einteilung in Typen dient dem leichteren Verständnis. Die beschriebenen Typen sind selbstverständlich Extreme und finden sich kaum in dieser Form. Alle Menschen sind Mischtypen, und jeder muss für sich selbst herausfinden, welche Eigenschaften am dringendsten unterstützt und gefördert werden müssen.

Die Liste erhebt keinen Anspruch auf Vollständigkeit und soll nur einen Überblick über die verschiedenen Essenzen geben. Genauere und ausführlichere Informationen erteilen die jeweiligen Hersteller.

Einige der Blüten tauchen mehrmals auf. Jeder Erzeuger gibt „seiner" Essenz viel von seiner Persönlichkeit mit. Manche Wirkungsbeschreibungen scheinen sogar anderen derselben Pflanze zu widersprechen. Man muss aber bedenken, dass die Fundorte der Pflanzen ebenso einen Einfluss auf das energetische Muster haben wie der Mensch, der die Essenz zubereitet. Dieser gibt nämlich ebenfalls ein wenig seiner Persönlichkeit und etwas von seiner Beziehung zum Pflanzenreich an die Essenz weiter.

Blütenessenzen nach Dr. Edward Bach

Blütenessenzen nach Dr. Bach bilden die wichtigste und gebräuchlichste Gruppe. Über das Bach-System gibt es die meisten Kurse und Informationsschriften. Strenge Anhänger dieser Therapie meinen, dass die Bachblüten ausschließlich an den von Dr. Bach persönlich bestimmten Orten gepflückt und hergestellt werden dürfen. Allerdings darf man dabei nicht vergessen, dass Dr. Bach sich nur um die Probleme seiner Zeit bemüht hat – und die sind nicht unbedingt identisch mit gegenwärtigen Schwierigkeiten. Zum Beispiel waren Umweltschutz und -verschmutzung zu

Bachs Zeiten kein Thema. Fraglich ist schließlich, ob Dr. Bach – wären ihm einige Jahre mehr vergönnt gewesen, nicht noch erheblich mehr Blüten gefunden hätte, die sein System ergänzen würden.

Dr. Bach teilte seine Blüten in sieben Gruppen:

- *Essenzen bei Angstzuständen:* Aspen, Cherry Plum, Mimulus, Red Chestnut, Rock Rose
- *Essenzen bei Unsicherheit:* Cerato, Gentian, Gorse, Hornbeam, Scleranthus, Wild Oat
- *Essenzen bei fehlendem Interesse an der Gegenwart:* Chestnut Bud, Clematis, Honeysuckle, Mustard, Olive, Wild Rose, White Chestnut
- *Essenzen bei Einsamkeit:* Heather, Impatiens, Water Violet
- *Essenzen bei Überempfindlichkeit gegenüber Ideen und Einflüssen:* Agrimony, Centaury, Holly, Walnut
- *Essenzen bei Mutlosigkeit und Verzweiflung:* Crab Apple, Elm, Larch, Oak, Pine, Star of Bethlehem, Sweet Chestnut, Willow
- *Essenzen bei übermäßiger Besorgtheit um das Wohlergehen anderer:* Beech, Chicory, Rock Water, Vervain, Vine

Bach-Blütenessenzen

Agrimony, Agrimonia eupatoria, Odermennig

Der Agrimony-Typ zeigt allen immer ein fröhliches Gesicht – innerlich dagegen wird er von quälenden Gedanken geplagt. Er weicht Konflikten am liebsten aus und hat ein großes Harmoniebedürfnis. Agrimony-Menschen lassen sich nicht gern trösten, denn sie halten ihre Schwierigkeiten für Schwäche. Deshalb zeigen sie allen ein fröhliches Gesicht – doch diese Maskierung kostet enorm viel Kraft. Sie sind nicht gern allein, denn dann müssen sie sich ihren Problemen stellen.

Häufige körperliche Beschwerden sind Muskelverkrampfungen und dadurch verursachte Kopfschmerzen, sowie Hauterscheinungen, nervöse Magenbeschwerden und vor allen Dingen Unruhezustände und Schlafstörungen.

Die Einnahme der Agrimony-Essenz hilft, die eigenen Schwächen zu akzeptieren und mit ihnen umzugehen.

Aspen, Populus tremula, Espe, Zitterpappel

Aspen-Typen werden ständig von düsteren vagen Vorahnungen gequält. Sie sind immer auf der Hut vor allerlei Unbill, glauben an Geister und übersinnliche Phänomene. Kinder können nur bei Licht schlafen und auch mancher Erwachsene lässt nachts eine kleine Lampe brennen. Bei diesen Menschen kommen psychische Erkrankungen vor, Halluzinationen oder Verfolgungswahn. Nicht selten haben sie schwere Erschütterungen seelischer oder körperlicher Natur erlitten, Missbrauch, schwere Unfälle oder ähnliches. Manche Aspen-Menschen flüchten sich in die trügerische Sicherheit von Okkultismus, sie tragen Amulette bei sich oder werden Anhänger von Sekten.

Die Einnahme von Aspen-Essenz führt zu einer größeren Sicherheit, und zu Selbstvertrauen. Aspen stärkt den Bezug zur Realität und löst unbegründete Ängste.

Beech, Fagus sylvatica, Rotbuche

Dem Beech-Typ fehlt jegliches Verständnis und Mitgefühl für andere. Er ist pedantisch und findet an allem etwas auszusetzen. Er ist intolerant und hat reichlich Vorurteile gegenüber anderen Menschen. Vor allem fällt es ihm schwer zu akzeptieren, dass andere Menschen die Dinge anders betrachten, sich anders kleiden oder andere Musik mögen. Beech-Menschen leiden oft unter allen möglichen Allergien – ebenso wie der Geist wird auch der Körper intolerant gegenüber fremden Substanzen.

Beech-Essenz schenkt Nachsicht und mitfühlendes Verständnis. Sie hilft, das Gute in der Welt zu sehen, und schärft den Blick für die eigenen Schwächen.

Centaury, Centaurium umbellatum, Tausendgüldenkraut

Der Centaury-Typ kann nicht „nein" sagen und wird ständig von anderen Menschen eingespannt. So bleiben seine eigenen Bedürfnisse auf der Strecke. Er hat vor allen Dingen Angst, dass man ihn ablehnt, wenn er nicht zu allem „Ja und Amen" sagt. Der Wunsch, von allen anerkannt zu werden, und ein geringes Selbstbewusstsein führen häufig zu vollkommener Aufopferung. Dabei sind diese Menschen eigentlich immer unzufrieden, denn sie möchten oft ganz andere Dinge tun, als man von ihnen verlangt. Meist leben sie ein von anderen bestimmtes Leben. Sie lernen einen Beruf, den sie nicht mögen, oder verbringen ihren Urlaub an der See, obwohl sie lieber wandern möchten. Centaury-Menschen haben häufig Rückenschmerzen und leiden oft an Erschöpfungs- und Schwächezuständen.

Die Einnahme von Centaury-Essenz macht stark. Sie fördert das Selbstbewusstsein und hilft, die eigenen Bedürfnisse zu erkennen.

Cerato, Ceratostigma willmottiana, Bleiwurz

Der Cerato-Mensch will es immer allen recht machen und vertritt nur selten eine eigene Meinung. Er fragt ständig andere um Rat und misstraut seinem Gespür. Jeden neuen Trend und jede Moderichtung macht er kritiklos mit und wirkt deshalb oft leichtgläubig und naiv. In seinem eifrigen Bestreben, niemandem in die Quere zu kommen, neigt er allerdings dazu, anderen auf die Nerven zu fallen.

Cerato-Essenz hilft, der eigenen Meinung zu vertrauen und diese auch mutig zu äußern. Sie führt zu Individualität und stärkt die Selbstverantwortlichkeit.

Cherry Plum, Prunus cerasifera, Kirschpflaume

Cherry Plum-Typen werden ständig von der Vorstellung geplagt, die Kontrolle über sich zu verlieren. Sie glauben, dass sie dann etwas Furchtbares tun könnten oder gar verrückt werden. Sie neigen zu heftigen Kurzschluss-Reaktionen – auch ohne größere Anlässe – und können sehr überschwenglich und impulsiv sein. In abgeschwächter Form haben sie zumindest Angst vor der eigenen Sprunghaftigkeit und Gefühlsausbrüchen. Wenn man sie reizt, sagen oder tun sie Dinge, die sie selbst erschrecken und die sie später bitter bereuen.

Nicht selten findet man bei diesen Menschen seelische Erkrankungen, etwa Hysterie oder Wahnvorstellungen, aber auch Nervenzusammenbrüche und Selbstmordgefahr.

Cherry Plum-Essenz baut die innerliche Spannung ab. Es stellt sich ein gesundes Gleichgewicht zwischen den Gefühlen ein.

Chestnut Bud, Aesculus hippocastanum, Knospe der Rosskastanie
Dem Chestnut Bud-Typen fehlt es an Beobachtungsgabe und Lernfähigkeit. Ständig macht er die gleichen Dummheiten und gerät in unselige Situationen. Beispielsweise verbringt er seinen Urlaub immer wieder im selben Hotel und schwört sich anschließend, dieses nie wieder zu tun. Er scheint seine Fehler nicht einzusehen und ist nicht in der Lage, aus Erfahrungen lernen zu können. Chestnut Bud-Menschen leiden häufig an stressbedingter Migräne.

Die Blütenessenz Chestnut Bud unterstützt die Konzentrationsfähigkeit. Sie hilft, Erfahrungen zu verarbeiten und aus ihnen zu lernen.

Chicory, Cichorium intybus, Wegwarte
Typische Chicory-Menschen sind überfürsorgliche Mütter oder Väter, die sich im Beruf aufreiben, damit der Nachwuchs es einmal besser hat. Diese scheinbare Aufopferung entspringt jedoch rein egoistischen Motiven: Der Chicory-Typ erwartet ewige Dankbarkeit und lebenslange Treue. Ihm ist nicht klar, dass er für seine freiwillige Aufopferung keine „Bezahlung" erwarten darf. Bekommt er seinen Willen nicht, zieht er sich beleidigt in sein Schneckenhaus zurück. Diese Menschen mischen sich gern ein und drängen ihre Hilfe auf. Sie glauben, genau zu wissen, was für andere das Beste ist.

Chicory-Essenz lenkt vom Selbstmitleid ab und fördert die uneigennützige Liebe. Sie hilft dabei, den geliebten Menschen loslassen zu können und andere auch ihren eigenen Weg finden zu lassen.

Clematis, Clematis vitalba, weiße Waldrebe
Clematis-Menschen erwecken oft den Eindruck, sie seien nicht ganz bei sich. Sie bauen Luftschlösser und träumen immerzu von einer besseren Welt. Im extremen Fall bekommen sie ihre Probleme nicht in den Griff, weil sie zwar von Lösungen träumen, aber sich nicht um diese bemühen. Sie sind still und introvertiert, es mangelt ihnen deutlich an Energie und Durchsetzungsvermögen. Häufige körperliche Beschwerden sind Durchblutungsstörungen, niedriger Blutdruck und Kreislaufbeschwerden.

Clematis unterstützt den Bezug zur Wirklichkeit und hilft, die schöpferische Kraft praktisch umzusetzen. Diese Essenz passt auch, wenn weniger ausgeprägte Zustände vorliegen: Wenn man es versäumt, rechtzeitig aus dem Bus zu steigen, oder an jemandem, den man schon lange kennt, auf der Straße vorbeigeht, allgemein konzentrationsschwach ist.

Crab Apple, Malus pumila, Holzapfel

Crab Apple-Typen ekeln sich leicht und haben ein extremes Sauberkeitsbedürfnis. Sie sind wahre Perfektionisten, überbewerten Kleinigkeiten und nie ist ihnen etwas gut genug. Sie neigen dazu, sich im Detail zu verheddern und verlieren den Blick für den Zusammenhang. Perfektion erwarten sie auch von ihren Mitmenschen.

Crab Apple-Essenz schenkt ein positives Körperbewusstsein und weckt die Lust, sich zu pflegen. Außerdem verhilft sie zu einem besseren Blick für übergeordnete Zusammenhänge.

Elm, Ulmus procera, Englische Ulme

Elm-Menschen sind belastbar, begabt und leistungsfähig. Es fehlt ihnen nicht an Selbstvertrauen, so dass sie besonders oft in wichtigen Positionen zu finden sind. Doch ungeachtet ihrer Fähigkeiten kommt es vor, dass sie sich zuviel zumuten und ins Schwanken geraten. Selbstzweifel und ein Gefühl der Überforderung sind die Folge. Sie werden mutlos und unsicher – dadurch unterlaufen ihnen Fehler, und sie hadern noch mehr mit ihrer Aufgabe.

Da diese Menschen im Berufsleben oft mit ihrem Körper Raubbau treiben, leiden sie nicht selten unter Bluthochdruck, sie sind herzinfarkt- und schlaganfallgefährdet.

Elm-Essenz verschafft Gelassenheit und einen realistischen Blick für die Verhältnisse. Sie fördert das Vertrauen in die eigene Kraft.

Gentian, Gentiana amarella, Herbstenzian

Der Gentian-Typ ist ein absoluter Pessimist. Von allen Dingen, die passieren könnten, widerfahren ihm immer die schlimmsten. Für die meisten Vorhaben fehlt es ihm an Durchsetzungsvermögen und Energie, vieles versucht er gar nicht erst, denn er ist der festen Überzeugung, es würde schiefgehen. Durch diesen negativen Blickwinkel, fallen ihm seine Missgeschicke besonders auf – und er fühlt sich nur noch mehr in seinem Pessimismus bestätigt. Typisch für den Gentian-Typ sind häufige Rückfälle nach Erkrankungen, da er mutlos ist und nicht an Genesung glaubt. Gentian-Essenz hilft, sich aufzuraffen und Neues auszuprobieren. Sie gibt Mut zum Risiko und macht zuversichtlich. Auch bei schweren Schicksalsschlägen und Lebenskrisen ist Gentian-Essenz geeignet.

Gorse, Ulex europaeus, Stechginster

Gorse-Menschen haben vor den Widrigkeiten des Lebens kapituliert. Sie resignieren vor den vielfältigen Anforderungen, die an sie gestellt werden. Sie haben keinen Willen mehr zum Weitermachen und sind vollkommen teilnahmslos. Vielfach werden Gorse-Typen von Selbstmordgedanken gequält, oft finden sich schwere und chronische Erkrankungen.

Die Blütenessenz Gorse schenkt dem Hilfesuchenden Hoffnung und neuen Lebenswillen.

Heather, Calluna vulgaris, Heidekraut

Heather-Typen sind ausgesprochene Ich-Menschen. Sie versuchen, sich immer in den Mittelpunkt zu stellen und bilden sich ein, sie seien der Nabel der Welt. Die Suche nach Publikum entspringt allerdings einer großen Unsicherheit und dem Gefühl, einsam und ungeliebt zu sein. Heather-Typen fehlt das Gespür für die Belange anderer.

Das Blütenmittel Heather stärkt Verständnis und Mitgefühl für andere Menschen, und hilft, die Aufmerksamkeit genießen zu können, die andere von sich aus geben.

Holly, Ilex aquifolium, Stechpalme

Neid, Hass und Rachsucht sind typische Eigenschaften eines Holly-Menschen. Darüber hinaus sind sie oft cholerisch und aggressiv. Unzufriedenheit und Verbitterung sind ebenfalls charakteristische Wesenszüge. Holly-Menschen lassen sich schnell „zum Kochen" bringen und entwickeln häufig die entsprechenden körperlichen Probleme: Bluthochdruck, Gallensteine, plötzliche Hautirritationen, Fettleibigkeit oder Herz-Kreislauf-Beschwerden.

Holly-Essenz schenkt Gelassenheit und Nachsicht gegenüber anderen. Sie stärkt die Fähigkeit, Gefühle ausdrücken zu können.

Honeysuckle, Lonicera caprifolium, Geißblatt

„Früher war alles besser" – dieser Satz stammt wahrscheinlich von einem Honeysuckle-Typen. Diese Menschen leben in der Vergangenheit und sind blind für alles Neue. Sie trauern einer alten Liebe nach, werfen sich längst vergangene Fehler vor, überlegen, wie ihr Leben verlaufen wäre, wenn ein Ereignis nicht eingetreten wäre. Meist haben sie etwas Vergangenes nicht verarbeitet oder abgeschlossen.

Honeysuckle hilft, Vergangenes abzuschließen und sich frei zu machen für neue Dinge und Gedanken.

Hornbeam, Carpinus betulus, Hainbuche

Morgens kommen sie nur mühsam aus dem Bett, der Montag ist der schlimmste Tag in der Woche, nach dem Mittagessen überfällt sie bleierne Müdigkeit – Hornbeam-Menschen fühlen sich vollkommen ausgelaugt und von den Dingen des Alltags überfordert. Allerdings handelt es sich um eine rein gefühlsmäßige Überforderung. Im Prinzip sind sie schon in der Lage, alle Aufgaben zu bewältigen. Am Abend stellen sie meist fest, dass sie ihr Tagwerk gut geschafft haben.

Hornbeam-Essenz verschafft geistige Frische und hilft, die Alltagsroutine spielend zu erledigen. So bleibt noch Energie übrig, um die Freizeit aktiv zu gestalten.

Impatiens, Impatiens glandulifera, Drüsentragendes Springkraut

Ungeduld und Hektik bestimmen den Alltag von Impatiens-Menschen. Dabei neigen sie zu Flüchtigkeitsfehlern und lassen es oft an der gebotenen Sorgfalt fehlen. Sie sind immer bestrebt, alles schnell zu erledigen und sind leicht reizbar. Sie haben eine rasche Auffassungsgabe und halten alle Menschen für dumm und unfähig, die sich mehr Zeit nehmen, um den Dingen auf den Grund zu gehen. Stress-Erkrankungen, Erschöpfung, Schlafstörungen, Magenbeschwerden und Rückenschmerzen sind häufig bei Impatiens-Typen zu finden.

Mit Impatiens-Essenz findet man zu gleichmäßigem Rhythmus, gewinnt Disziplin und Geduld. Man bekommt Freude an der Zusammenarbeit mit anderen.

Larch, Larix decidua, Lärche

Larch-Typen sind voller negativer Erwartungen. Sie leiden unter starken Minderwertigkeitskomplexen und sind der festen Überzeugung, dass die Dinge, die sie beginnen, nicht von Erfolg gekrönt sein können. Häufig möchten sie im Gespräch etwas sagen – und halten dann doch den Mund, weil sie glauben, es sei etwas Lächerliches. Später stellt sich dann heraus, dass es genau die richtige Bemerkung gewesen wäre. So gesellt sich zu mangelndem Selbstvertrauen auch noch fehlende Courage. Häufig findet man bei Larch-Typen Rückenschmerzen und Wirbelsäulenerkrankungen, Verspannungen und Kopfschmerzen.

Larch-Essenz stärkt das Selbstvertrauen. Sie gibt Kraft, neue Aufgaben in Angriff zu nehmen.

Mimulus, Mimulus guttatus, Gefleckte Gauklerblume

Mimulus-Typen sind schüchtern, sensibel und zart besaitet. Sie haben allerlei Ängste, im Allgemeinen sind diese aber konkret zu benennen – etwa Flugangst, Angst vor großen Hunden oder vor Spinnen. Sie gehen nur selten ein Risiko ein. Außerdem reagieren sie oft empfindlich auf Lärm, Licht oder Menschenmengen. Mimulus-Menschen sind empfänglich für Angst-Störungen.

Mimulus-Essenz verschafft Mut und Tapferkeit, mit den eigenen Ängsten umzugehen, sich ihnen zu stellen und sie zu überwinden.

Mustard, Sinapis arvensis, Ackersenf

Mustard-Typen leiden unter plötzlich auftretenden Depressionen. Grundsätzlich fühlen sie sich wohl und kommen im Leben zurecht. Aber dann wird ihre Stimmung ganz unerwartet und ohne einen speziellen Anlass trübe, und es scheint nichts mehr gelingen zu wollen. Ebenso plötzlich wie sie kommen, verschwinden diese Stimmungstiefs nach einer Weile wieder. Auch hormonell verursachte Verstimmungen, die in der Pubertät, im Zyklusverlauf oder in den Wechseljahren auftreten, gehören hierzu.

Das Blütenmittel Mustard schenkt Lebensfreude und innere Stabilität.

Oak, Quercus robur, Eiche

Hartnäckig und geduldig verfolgen Oak-Menschen ihr Ziel. Häufig jedoch kämpfen sie mit Sturheit und Starrsinn und schießen übers Ziel hinaus: Rechthaberisch und unnachgiebig überfordern sie sich selbst und andere. „Nur nicht aufgeben" ist einer ihrer Lieblingssätze. Auch bei diesem halsstarrigen Typus findet man Anzeichen von Überforderung und ungesunder Lebensweise: Bluthochdruck, Arterienverkalkung, Rückenschmerzen.

Mit Oak-Essenz kann man lernen, seine Grenzen rechtzeitig wahrzunehmen und auf sie Rücksicht zu nehmen, ohne auf Einsatzbereitschaft und Verantwortung verzichten zu müssen.

Olive, Olea europaea, Olive

Olive-Typen sind am Ende ihrer Kraft – ständige Überforderung und ein niemals erfüllbares Arbeitspensum haben sie ausgebrannt. Auch nach einer schweren Erkrankung, einem großen Verlust oder anderen persönlichen Krisen fallen viele Menschen in den Olive-Zustand: Sie sind vollkommen erschöpft, kraftlos und haben ein kaum vorstellbares Schlafbedürfnis.

Die Blütenessenz Olive bringt frische Kraft und erholsamen Schlaf. Außerdem hilft sie dabei, die eigene Energie besser einzuschätzen.

Pine, Pinus sylvestris, Kiefer

Das meistbenutzte Wort des Pine-Typen lautet: „Entschuldigung". Der Pine-Mensch ist so voll von Schuldkomplexen und Selbstvorwürfen, dass er sein ganzes Dasein als Zumutung für seine Mitmenschen empfindet. Er ist ausgesprochen gewissenhaft und stellt sehr hohe Ansprüche an sich selbst. Nicht selten befindet er sich in einer ganzen Anzahl eigentlich unhaltbarer Zustände, ist aber nicht fähig, diese zu beenden. So verrichtet er beispielsweise eine Arbeit, die ihm nicht gefällt und lebt mit Menschen zusammen, die er nicht mag.

Pine-Essenz hilft, Verantwortung für das eigene Tun zu übernehmen, hinzunehmen, dass man ein Mensch mit Fehlern und Schwächen ist.

Red Chestnut, Aesculus carnea, Rote Kastanie

Red Chestnut-Menschen sind ständig von der Furcht erfüllt, anderen könnte etwas zustoßen. Ist der Mann auf Reisen und meldet sich nicht sofort bei Ankunft, sitzt die Red Chestnut-Frau zu Hause und leidet bereits unter der Vorstellung, ein Zugunglück sei geschehen oder ein Flugzeug abgestürzt. Die Überfürsorge führt nicht selten zu Schlafstörungen oder nervösen Herz-Kreislauf-Beschwerden

Das Blütenmittel Red Chestnut besänftigt übertriebene Sorge und lässt die persönlichen Bindungen in einem vernünftigen Rahmen bleiben.

Rock Rose, Helianthemum nummularium, Gelbes Sonnenröschen

Panikattacken, Notfälle und schwerste Krisen sind die Zustände, die man mit Rock Rose verbindet. Dazu gehören neben plötzlichen schweren Erkrankungen auch asthmatische Anfälle, Verluste geliebter Menschen oder Drogenentzug. Hauptmerkmal der Rock Rose-Momente ist, dass man starr vor Angst und unfähig ist, mit der gebotenen Umsicht zu reagieren.

Rock Rose lindert schwere Entzugssymptome und verschafft mehr Gelassenheit in Krisensituationen.

Rock Water, Aqua petra, Wasser aus heilkräftigen Quellen

Rock Water-Typen sind Perfektionisten und haben sehr hohe, reine Ideale. Sie sind außerordentlich streng mit sich selbst und legen sich immer wieder neue Extreme auf. So beachten sie bestimmte Ernährungsformen, leben abstinent oder versuchen, ein besonders hartes Sportprogramm durchzuführen. Vor allem entgeht ihnen dabei jeder Spaß am Leben. In ihrer strengen Selbstdisziplin versteigen sie sich überdies oft zu geradezu missionarischem Eifer. Sie erwarten, dass andere Menschen das Gleiche leisten wie sie.

Rock Water hilft, sich von extremen Fixierungen zu lösen und das Leben mehr zu genießen.

Scleranthus, Scleranthus annuus, Einjähriger Knäuel

Scleranthus-Menschen sind unfähig, eine endgültige Entscheidung zu treffen. Sie machen zum Beispiel Zusagen, die sie nicht einhalten, weil ihnen plötzlich Zweifel an deren Richtigkeit kommen. Sie schwanken endlos zwischen zwei Entscheidungsmöglichkeiten, so dass sie schließlich den richtigen Zeitpunkt verpassen. So bleibt über Jahre hinweg ihr Leben gleichförmig, obwohl sie vielleicht damit unzufrieden sind und sich sogar nach Veränderung sehnen.

Die Blütenessenz Scleranthus verschafft den Unentschiedenen mehr Entschlusskraft und Standfestigkeit.

Star of Bethlehem, Ornithogalum umbellatum, Doldiger Milchstern

Star of Bethlehem-Menschen haben traumatische Erlebnisse oder körperliche oder seelische Schockzustände hinter sich. Schwere Unfälle, Gewaltverbrechen oder lebensbedrohende Operationen sind Beispiele für solche Erschütterungen.

Star of Bethlehem löst Blockaden, die durch traumatische Zustände entstehen, und hilft Verletzungen, auch seelischer Art, zu verarbeiten sowie das Schicksal anzunehmen.

Sweet Chestnut, Castanea sativa, Esskastanie

Sweet Chestnut-Typen sind mutlos und verzweifelt. Sie haben das Gefühl, sich in einer Sackgasse zu befinden, und sehen keinen Ausweg mehr. Meist geben sich Sweet Chestnut-Menschen alle Mühe, niemanden merken zu lassen, dass sie dem Zusammenbruch nahe sind. Sweet Chestnut ist ein vorübergehender Zustand, der nicht zum grundsätzlichen Charakter gehört.

Sweet Chestnut-Essenz gibt Optimismus, die Krise zu bewältigen, und hilft, wieder zu sich selbst zu finden.

Vervain, Verbena officinalis, Eisenkraut

Überschwang und missionarischer Eifer gepaart mit an Fanatismus grenzender Begeisterungsfähigkeit – typisch für Vervain-Menschen. Zwar sind ihre Ziele meistens gut, so engagieren sie sich gerne für soziale Projekte. Dennoch schießen sie oft weit über das Ziel hinaus und arbeiten bis zur Erschöpfung im Sinne der guten Sache.

In der Folge leiden Vervain-Typen häufig unter nervösen Beschwerden: Magen-Darm-Problemen, Kopfschmerzen, Rückenbeschwerden.

Das Blütenmittel Vervain verhilft zu mehr Gelassenheit, ohne den Enthusiasmus zu bremsen. Es hilft, die Kräfte ökonomischer einzusetzen. Außerdem stärkt es das Bewusstsein, wann man andere unter Druck setzt.

Vine, Vitis vinifera, Weinrebe

Vine-Typen sind oft tyrannisch und dominant. Sie haben echte Diktator-Qualitäten. Sie sind ehrgeizig und wollen ihren Willen durchsetzen.

Vine-Essenz bringt die positiven Eigenschaften des Vine-Typs hervor: Sanfte Willensstärke, Großmut und liebevolle Autorität.

Walnut, Juglans regia, Walnuss

Walnut-Menschen befinden sich in einem Zustand der inneren Wandlung. Sie sind noch nicht gefestigt und haben ihren Weg noch nicht gefunden. Dadurch sind sie besonders leicht beeinflussbar. Vielfach lassen sie sich durch gedankenlose oder leichtfertige Bemerkungen anderer vollkommen verunsichern. Die meisten Walnut-Phasen sind auch Zeiten des äußeren Umbruchs: Wechseljahre, Umzug oder ein Arbeitsplatzwechsel. Das Blütenmittel Walnut fördert die Selbständigkeit und gibt Kraft, den eigenen Weg unbeirrt zu beschreiten.

Water Violet, Hottonia palustris, Sumpfwasserfeder

Water Violet-Typen sind meist stille, in sich gekehrte Zeitgenossen. Sie können auf einem Fest im Kreise der besten Freunde sein und sich dennoch einsam fühlen. Gelegentlich findet sich hinter ihrer Reserviertheit auch ein wenig Hochmut.

Die Essenz Water Violet fördert die Aufgeschlossenheit gegenüber anderen Menschen. Sie kann verhindern, dass aus dem stolzen, sich selbst genügenden Menschen ein einsamer Einzelgänger wird.

White Chestnut, Aesculus hippocastanum, Rosskastanie

Ständiges Grübeln, Selbstgespräche und Unruhe kennzeichnen White Chestnut-Typen. Die Gedanken dieser Menschen drehen sich im Kreis, abends kommen sie nicht zur Ruhe, tagsüber sind sie nicht bei der Sache. White Chestnut beruhigt das überreizte Gehirn und bringt geistige Ruhe, so dass Probleme mit Vernunft angegangen und gelöst werden können.

Wild Oat, Bromus ramosus, Waldtrespe

Wild Oat-Menschen treiben ziellos durchs Leben. Zwar haben sie großartige Träume und Wünsche, wissen aber nicht, wie sie diese in die Tat umsetzen können. Vielfach fangen sie Dinge an und brechen bereits nach kurzer Zeit das Vorhaben ab, weil sie nicht wirklich sicher sind, ob es das richtige ist. Sie haben etliche Hobbys begonnen, verschiedene Berufe probiert und kommen nicht recht weiter.

Wild Oat-Essenz hilft, den Lebensweg mit klaren Zielvorstellungen anzugehen und zu innerer Zufriedenheit zu finden.

Wild Rose, Rosa canina, Heckenrose

Hoffnungslos, resigniert und apathisch sind die meisten Wild Rose-Typen. Zwar ist ihre Lebenssituation oft gar nicht so dramatisch, wie es den Anschein hat. Dennoch haben diese Menschen es aufgegeben, nach einem Sinn in ihrem Leben zu suchen. Entsprechend anfällig sind sie für Erkrankungen.

Das Blütenmittel Wild Rose gibt verzweifelten Menschen wieder Hoffnung, Lebenslust und die Kraft, die Alltagsprobleme zu meistern.

Willow, Salix vitellina, Weide

Menschen der Willow-Gruppe sind unzufrieden und verbittert. Sie haben das Gefühl, vom Leben ungerecht behandelt worden zu sein. Diese Menschen sind zum Beispiel bereits pensioniert, oder es handelt sich etwa um Mütter, deren Kinder aus dem Haus sind. Sie stellen plötzlich fest, dass sich manche ihrer Wünsche nicht mehr erfüllen werden. So werden sie griesgrämig und unleidlich.

Willow-Essenz hilft diesen Menschen, ihr Schicksal zu akzeptieren und Verantwortung für den weiteren Lebensweg zu übernehmen.

Fertige Mischungen

Rescue Remedy – die Notfalltropfen

Die Blütenessenzmischung Rescue Remedy enthält fünf Mittel, die gemeinsam als Erste-Hilfe-Tropfen eingesetzt werden:

- *Cherry Plum,* um die Selbstkontrolle zu bewahren
- *Clematis,* um einer Ohnmacht vorzubeugen
- *Impatiens,* um die innere Anspannung zu lösen
- *Rock Rose,* um Panikattacken abzuwehren
- *Star of Bethlehem,* gegen den Schockzustand

Man kann diese Blütenessenzmischung nach einem Unfall oder bei einer Ohnmacht dem Betroffenen auf die Schläfen streichen. Die Rescue Remedy Tropfen wirken sehr schnell. Sie sollten aber dem Notfall vorbehalten sein und nicht über einen längeren Zeitraum eingenommen werden.

Blüten-Arbeitskreis Steyerberg

Der Aurin-Gründer Peter Ekl beschäftigt sich seit über 20 Jahren mit der Heilkraft der Pflanzen. Die Heilpflanzenkunde brachte ihn über die Homöopathie schließlich zur Blütentherapie. Ein Schwerpunkt seiner Arbeit liegt in der Erforschung der heimischen Essenzen.

Zusammen mit Hildegard Kräftner gründete Peter Ekl 1986 den Blüten-Arbeitskreis. 1997 wurde die Gruppe neu formiert, um die Forschung zu vertiefen und die Blütentherapie in der Öffentlichkeit zu vertreten. Der Verein bietet seinen Mitgliedern aktuelle Informationen sowie die Gelegenheit zum Gedankenaustausch.

Essenzen des Blüten-Arbeitskreises Steyerberg

Acker-Hundskamille, Anthemis arvensis

Menschen der Gruppe Acker-Hundskamille sind nervös und verspannt. Sie spüren ihre angespannten Gefühle vor allem in der Magengegend.

Die Blütenessenz aus der Acker-Hundskamille schenkt Gelassenheit und Gleichgewicht. Sie hilft, die eigene Mitte zu finden und sie sich zu bewahren.

Alpenveilchen, Cyclamen purpurascens

Alpenveilchen-Typen fühlen sich verlassen und einsam. Aus Angst davor, zurückgewiesen zu werden, trauen sie sich nicht, ihre Persönlichkeit zu entfalten.

Die Blütenessenz Alpenveilchen schenkt Mut, den eigenen Weg zu finden und angstfrei zu beschreiten. Alpenveilchen-Essenz sorgt für mehr Selbständigkeit und hilft, sich als einzigartige und liebenswerte Person zu begreifen.

Angelika, Angelica sylvestris

Angelika-Menschen sind bodenständig und neigen dazu, Dinge abzulehnen, die nicht greifbar oder sichtbar sind. Sie geraten in seelische Not, wenn bei großen Veränderungen oder Krankheit plötzlich das Bedürfnis nach geistiger Führung auftaucht.

Die Blütenessenz Angelika unterstützt dabei, Schutz und Führung aus der geistigen Welt anzunehmen. Sie hilft, schwierigen Situationen mutig zu begegnen und auf den höheren Schutz zu vertrauen.

Apfel, Malus domestica

Apfel-Typen sind schwerfällig und antriebsarm. Sie können sich kaum zu einer Aktivität aufraffen und verbringen ihre Tage recht eintönig.

Die Blütenessenz Apfel bringt Wohlbefinden in allen Bereichen, so dass die Lebensfreude zurückkehrt.

Arnika, Arnica montana, Berg-Wohlverleih

Arnika-Menschen sind erschöpft. Sie haben sich so sehr aufgerieben, dass ihre Lebenskraft gebremst ist.

Arnika-Essenz stärkt den Ätherkörper (siehe Seite 26 f.) und wirkt heilend. Sie wird auch bei Verletzung oder Schock als Notfallmittel eingesetzt. Die Essenz regt die Selbstheilungskräfte des Körpers an, um den Fluss der Lebensenergie wieder herzustellen. Sie hilft, die Energiekanäle zwischen dem Körper und dem höheren Selbst offen zu halten.

Augentrost, Euphrasia stricta

Menschen der Gruppe Augentrost haben ein unklares Bild von sich selbst. Sie übersehen ihre ungeliebten Seiten einfach oder weigern sich, diese zur Kenntnis zu nehmen. Darunter leidet ihr Verhältnis zu anderen.

Augentrost-Essenz bringt tiefe Einsicht in das eigene Selbst. Sie schenkt Mut hinzusehen, wo man bislang fortsah und hilft, sich selbst mit seinen Fehlern anzunehmen.

Bärenklau, Heracleum sphondylium

Bärenklau-Typen haben hohe Ideale und geistige Prinzipien. Deshalb neigen sie dazu, die Bedürfnisse ihres Körpers, wie Kleidung oder Essen, abzulehnen, denn sie empfinden diese als schlecht. Auch haben sie Angst vor Wandel und der Erschütterung ihres Weltbildes.

Bärenklau-Essenz vereint Körper und Geist. Sie bringt Vertrauen und innere Harmonie. Sie schenkt die Erkenntnis, dass ohne den materiellen Körper dem Geist die Grundlage fehlt.

Beinwell, Symphytum officinale

Beinwell-Menschen haben Angst, sich vollständig auf etwas einzulassen. Sie scheuen sich vor Pflichten und mögen keine Verantwortung übernehmen. Sie sind unstet und legen sich nicht gern fest.

Das Blütenmittel Beinwell hilft, sich auf Dinge einlassen zu können. Es unterstützt bei dem Prozess des Verwurzelns, so dass man sesshaft werden und die Verantwortung für sich und andere übernehmen kann. Sie schenkt innere Ruhe und Konzentration.

Bibernelle, Pimpinella saxifraga, Pimpinelle

Bibernelle-Menschen sind oft sehr zurückhaltend, denn sie haben große Angst vor Ablehnung. Sie sind in alten Denkstrukturen verhaftet und können mit schlechten Erfahrungen nicht abschließen.

Bibernell-Essenz macht frei für Neues und hilft, sich in einem neuen Lebensabschnitt zu entfalten. Sie bricht verkrustete Strukturen auf, so dass mit alten Prozessen abgeschlossen werden kann.

Birne, Pyrus communis

Typen der Birne-Gruppe sind ängstlich und neigen zu ständigem Grübeln und dauernder Sorge um alles mögliche.

Die Blütenessenz Birne lindert übermäßige Erregung in der Krise. Sie schenkt inneren Frieden und fördert eine geistige Sichtweise.

Braunelle, Prunella vulgaris

Braunelle-Menschen sind schon seit längerer Zeit erkrankt oder leiden zumindest an allerlei Befindlichkeitsstörungen. Sie halten an der Erkrankung fest, da ihnen der Wille zur Gesundung fehlt.

Braunelle-Essenz bringt Selbstvertrauen und Selbstachtung und regt die Selbstheilungskräfte des Körpers an.

Brennessel, Urticaria dioica

Brennessel-Menschen müssen sich an veränderte familiäre Situationen anpassen. Das kann eine Geburt sein, eine Adoption, aber ebenso auch eine Scheidung.

Die Blütenessenz Brennessel sorgt für eine angemessene Art, sich in zwischenmenschlichen Beziehungen Freiräume zu schaffen. Sie hilft, die persönlichen Bedürfnisse zur Sprache zu bringen, ohne dabei andere zu verletzen.

Brombeere, Rubus fruticosus

Menschen der Gruppe Brombeere sind schnell unkonzentriert und nur auf bestimmte Probleme fixiert. Sie wirken oft leicht verwirrt und konfus, so als wären sie nicht ganz bei sich.

Die Essenz aus der Brombeerblüte verschafft Übersicht und hilft, das Wesentliche zu erkennen. So unterstützt sie bei der Lösung von Problemen und der Verwirklichung von Plänen.

Efeu, Hedera helix

Efeu-Menschen haben eine Reihe von Eigenheiten, die sie immer wieder in Schwierigkeiten bringen oder die ihnen zumindest nicht gefallen. Das kann ständiges Zuspätkommen sein oder die Angewohnheit, auf Briefe nicht zu antworten. Sie rechtfertigen diese Schwächen mit Sätzen wie: „Wer mich wirklich mag, kommt damit zurecht" oder „Ich bin so veranlagt und kann nichts dafür".

Efeu-Essenz bringt Abstand zur eigenen Person. So kann man die schlechten Angewohnheiten besser wahrnehmen. Die gewonnene Erkenntnis bringt den Anstoß, ernsthaft die eingefahrenen Verhaltensmuster ändern zu wollen.

Ehrenpreis, Veronica officinalis

Menschen vom Schlage Ehrenpreis haben Schwierigkeiten mit ihren Gefühlen und denen der anderen. Sie können ihre eigene Gefühlswelt nicht klar erfassen und auch nicht darüber sprechen. In erregten Momenten wissen sie nicht, wie sie sich verhalten sollen.

Ehrenpreis-Essenz hilft dabei, sich über die eigenen Gefühle im Klaren zu sein und dies auch gegenüber anderen ausdrücken zu können.

Eibisch, Althaea officinalis

Eibisch-Menschen sind immer wieder in Situationen, in denen sie sich wie gefangen fühlen. Sie glauben, vor übermächtigen Schwierigkeiten zu stehen, die sie nicht überwinden können. Dieses Gefühl kann einen körperlichen Ursprung haben aber auch durch die Lebensumstände erzeugt werden.

Die Blütenessenz aus dem Eibisch fördert die Freiheit und Beweglichkeit. Sie bringt das Gefühl, fähig und verantwortlich handeln zu können.

Erdbeere, Fragaria vesca

Erdbeere-Menschen fühlen sich klein und schwach, ohnmächtig und ausgeliefert.

Die Essenz aus der Erdbeerblüte macht den eigenen Wert bewusst. Man lernt, hoch erhobenen Hauptes durchs Leben zu gehen.

Esparsette, Onobrychis viciaefolia

Menschen der Essenz Esparsette fühlen sich in Gruppen unsicher. Deshalb ziehen sie sich zurück, beteiligen sich nur wenig an gemeinschaftlicher Arbeit.

Die Essenz Esparsette schenkt eine klare Verbindung zu den eigenen Gefühlen, so dass man mit anderen Menschen besser zurechtkommt und Freude am Zusammensein hat.

Flockenblume, Centaurea montana

Menschen vom Typus Flockenblume sind sexuell im Ungleichgewicht. Entweder sie verschließen sich gegenüber dem, was mit Sexualität im Zusammenhang steht, oder sie verlangen suchtartig nach sexueller Befriedigung.

Das Blütenmittel Flockenblume schenkt Genuss an der körperlichen Liebe. Sie bringt den Wert der eigenen Sexualität zu Bewusstsein und gibt der körperlichen Liebe einen vernünftigen Stellenwert.

Fünffingerkraut, Potentilla reptans

Zu der Gruppe Fünffingerkraut gehören Menschen, die eine tiefgehende Verletzung nicht verarbeitet haben. Oft schleppen sie diesen Schmerz schon etliche Jahre mit sich herum.

Die Blütenessenz aus dem Fünffingerkraut hilft, die Verletzung hervorzuholen und zu betrachten, so dass sie verarbeitet werden kann. Dieser Prozess kann auch durchaus in Träumen vor sich gehen. Das Loslassen solch tiefgehender Schmerzen kann ein sehr dramatischer Vorgang sein. Deshalb wird empfohlen, diese Essenz entsprechend mit anderen Blütenmitteln zu kombinieren.

Gelbe Schafgarbe, Achillea filipendulina

Menschen der Gruppe Gelbe Schafgarbe mögen sich nicht an zwischenmenschlichen Dingen beteiligen. Auch von künstlerischen Aktivitäten ziehen sie sich zurück. Sie erwecken schließlich den Eindruck, vollkommen abgestumpft zu sein. Grund für ihren Rückzug sind Probleme, mit der eigenen Empfindlichkeit zurechtzukommen.

Die Blütenessenz aus der Gelben Schafgarbe bringt ein Gefühl der Geborgenheit. Sie schenkt die Fähigkeit, sich anderen gegenüber darzustellen, und zwar auch die empfindsamen Seiten.

Gemswurz, Doronicum clusii

Gemswurz-Menschen können sich nur schwer auf neue Situationen einstellen. Durch Energieblockaden sind Reaktionsfähigkeit und Anpassungsvermögen gestört. Sie wirken träge und langsam.

Die Blütenessenz Gemswurz öffnet den Energiefluss wieder. So kann man sich leichter und schneller an Neues anpassen und spontane Entscheidungen fällen.

Gilbweiderich, Lysimachia vulgaris

Gilbweiderich-Typen vermeiden nach Möglichkeit den Kontakt zu anderen Menschen. Grund hierfür ist die feste Überzeugung, Kontakte zu anderen würden sie in ihrer Entwicklung behindern, ihr Fortkommen erschweren.

Die Blütenessenz Gilbweiderich schenkt Verbundenheit und Mitgefühl. Sie hilft, den Wert zwischenmenschlicher Kontakte zu erkennen und dass die Beziehung zu anderen die eigene Entwicklung unterstützt.

Glockenblume, Campanula sp.

Typen der Gruppe Glockenblume fühlen sich verloren und entwurzelt. Durch Vergiftung und Zerstörung der Umwelt, Lärm, Gestank, Strahlung und Schmutz fühlen sie sich überwältigt und verletzt.

Die Blütenessenz Glockenblume spricht das Geistige, das Spirituelle, an und schenkt das Gefühl, unter einem besonderen Schutz zu stehen – ein seelisches Heimatgefühl.

Granatapfel, Punica granatum

Granatapfel-Typen lehnen ihre weiblichen Anteile ab. Vor allem Frauen geraten in große Bedrängnis, wenn sie Mutterschaft und Karriere unter einen Hut bringen sollen. Männer hadern mit ihren weiblichen, „weichen" Seiten.

Die Blütenessenz aus dem Granatapfel stärkt die zärtlichen, passiven Eigenschaften. Sie hilft Frauen, auch im Berufsleben zu ihrer Weiblichkeit zu stehen, anstatt sie zu verstecken.

Habichtskraut, Hieracleum pilosella

Habichtskraut-Typen lassen sich leicht aus der Ruhe bringen. Sie sind überempfindlich und schnell verunsichert. Besonders in großen Menschenansammlungen fühlen sie sich nicht wohl.

Habichtskraut-Essenz schenkt innere Ruhe und hilft, in der eigenen Mitte zu bleiben. So kann man aus der inneren Sicherheit heraus handeln.

Hahnenfuß, Ranunculus flammula, Brennender Hahnenfuß

Hahnenfuß-Menschen stehen sich selbst im Weg. Sie haben ein geringes Selbstvertrauen und bekommen keinen rechten Überblick. Sie sind verwirrt und leicht zu beeinflussen.

Hahnenfuß-Essenz bringt Selbstvertrauen und macht die eigenen Fähigkeiten bewusst. Sie hilft, die eigene Mitte zu finden.

Hasenklee, Trifolium arvense, Ackerklee

Menschen der Gruppe Hasenklee denken immer, sie seien nicht gut genug. Sie lassen sich leicht durch Äußerlichkeiten beeindrucken.

Die Blütenessenz Hasenklee bringt das Wissen um die wichtigen Dinge. Sie schenkt Mut, der eigenen Wahrnehmung zu trauen und sie anzunehmen.

Heidenelke, Dianthus deltoides

Typen der Gruppe Heidenelke sind unsicher und ängstlich. Sie haben das Bedürfnis, niemanden zu verletzen und alle anderen bei Laune zu halten. So fühlen sie sich ständig verantwortlich für ihre Mitmenschen. Eigene Gefühle, besonders wenn sie zum eigenen Verhalten im Widerspruch stehen, werden unterdrückt.

Heidenelke-Essenz lässt die eigenen Gefühle annehmen und ihnen vertrauen. Sie befreit vom Druck, andere glücklich machen zu müssen.

Hirtentäschel, Capsella bursa pastoris

Hirtentäschel-Typen stehen unter großem Zeitdruck. Nie sind sie wirklich zufrieden, weil sie ständig das Gefühl haben, sie hätten etwas vergessen oder nicht vollendet.

Das Blütenmittel Hirtentäschel löst den Druck und schenkt Vertrauen in den Fluss des Lebens, der schon das Richtige zur passenden Zeit auf uns zukommen lässt. So kann man sich neuen Aufgaben stellen.

Holunder, Sambucus nigra

Menschen der Holunder-Gruppe neigen zum schwarz-weiß denken. Sie stecken Menschen in Schubladen und teilen sie in Gut und Böse, ohne Zwischentöne wahrzunehmen. Durch das ständige Schwanken zwischen der einen oder der anderen Seite fehlt ihnen der Gesamtzusammenhang, der Überblick über die wesentlichen Dinge des Lebens.

Holunder-Essenz schenkt eine ausgeglichene Sichtweise und die Fähigkeit, im Teil das Ganze wahrnehmen zu können.

Huflattich, Tussilago farfara

Huflattich-Typen lassen sich von neuen Anforderungen aus der Fassung bringen. Sie tun sich schwer, mit Dingen zurechtzukommen, für die sie keine erlernte Verhaltensweise haben. Es fehlt ihnen an Durchsetzungsvermögen.

Das Blütenmittel aus dem Huflattich hilft, in neuartigen Situationen zu bestehen und sich selbst treu zu bleiben. Es schafft einen Ausgleich zwischen Anpassung und Durchsetzung.

Jasmin, Philodelphus coronarius, Falscher Jasmin

Jasmin wird keinem speziellen Typen zugeordnet.

Die Blütenessenz aus dem Jasmin bringt geistige und sachliche Klarheit. Das Mittel wird in Mischungen eingesetzt, um andere Essenzen in ihrer Wirkung zu verstärken.

Kirsche, Prunus cerasus domestica

Kirsche-Menschen machen einen traurigen Eindruck, denn sie haben das Lachen verlernt. Sie langweilen sich, sind reizbar und schlecht gelaunt. Sie denken, dass ihnen Leben nichts mehr bieten kann.

Das Blütenmittel aus der Kirsche schenkt Fröhlichkeit und Energie. Es hilft, das Leben wieder genießen zu können.

Klatschmohn, Papaver rhoeas

Klatschmohn-Typen haben sich nach vielen schlechten Erfahrungen in sich selbst zurückgezogen. Sie mögen sich nicht mehr auf die Welt und das Leben einlassen. So sind sie oft sehr einsam, anderen Menschen gegenüber angespannt und aggressiv.

Klatschmohn-Essenz bringt Herzenswärme. Sie hilft, lebendig zu werden und am Leben teilzunehmen, verbindet Tatkraft mit innerer Ruhe.

Knöterich, Fallopia aubertii, Schlingknöterich

Knöterich-Typen haben ganz bestimmte Vorstellungen von sich, die sie unbedingt erfüllen wollen. Auch fassen sie hochfliegende Pläne, die sie um jeden Preis verwirklichen möchten. So stehen sie ständig unter Druck, dem sie oft nicht gewachsen sind.

Knöterich-Essenz sorgt für Anpassungsfähigkeit, so dass man auf die jeweilige Lebenssituation angemessen reagieren kann. Sie macht frei von starren Vorstellungen.

Kohldistel, Cirsium oleraceus

Kohldistel-Menschen machen auf andere einen arroganten Eindruck. Sie versuchen abwehrend auf andere zu wirken, da sie große Berührungsängste haben.

Die Blütenessenz Kohldistel löst den Schutzmechanismus der Abwehr auf. Sie hilft, sich ohne ein Gefühl der Verletzlichkeit anderen Menschen zu öffnen.

Königskerze, Verbascum thapsiforme

Menschen vom Typ Königskerze scheuen Auseinandersetzungen mit anderen. Deshalb tun sie viele Dinge, die sie eigentlich nicht für richtig halten, einfach weil dies am wenigsten Widerstand erzeugt.

Königskerze-Essenz lässt die innere Stimme wahrnehmen und bei Entscheidungen berücksichtigen. Sie bringt Aufrichtigkeit sich selbst gegenüber, Geduld und Treue.

Krauser Ampfer, Rumex crispus

Menschen vom Typ Krauser Ampfer sind in überholten Verhaltensmustern festgefahren. Sie sind in seelische Zustände verstrickt, deren Ursachen längst keine Gültigkeit mehr haben. Sie fühlen sich ohnmächtig und halten ihre Lage für ausweglos.

Die Blütenessenz Krauser Ampfer löst die verhärteten Zustände. Sie bringt die Kräfte wieder zum Fließen, so dass neue Verhaltensweisen entwickelt werden können.

Lerchensporn, Corydalis claviculata

Lerchensporn-Typen haben große Angst vor zerstörerischen Ereignissen. Sie brauchen Trost und Zuspruch in belastenden Situationen. Die Essenz aus dem Lerchensporn schenkt Leichtigkeit und Trost in schwierigen Lagen. Sie stärkt die Fähigkeit zur Vergebung. Sie hilft, leidvolle Erfahrungen zu verarbeiten und loszulassen.

Lichtnelke, Silene dioica, Rote Lichtnelke

Lichtnelke-Menschen stehen vor einem Berg von Aufgaben und sind nicht in der Lage, diese in eine sinnvolle Reihenfolge zu bringen. Sie verzetteln sich, geraten unter Druck – und können schließlich keine der an sie gestellten Anforderungen erfüllen.

Die Blütenessenz aus der Lichtnelke bringt Übersicht, innere Beweglichkeit und Entschlusskraft. Sie hilft, die Dinge in einer sinnvollen Reihenfolge zu lösen und schenkt innere Ruhe.

Löwenmaul, Anthirrhinum majus

Menschen der Gruppe Löwenmaul versuchen durch übertrieben lautstarke verletzende Sprache überschüssige Kräfte der unteren Chakren loszuwerden. Mit ihrer Ausdrucksweise beleidigen sie andere Menschen und stoßen sie vor den Kopf.

Die Essenz aus den Blüten des Löwenmauls schenkt die Einsicht, dass Sprache vor allem eine wichtiges Mittel des zwischenmenschlichen Kontaktes ist. Sie verhilft zu flüssiger Sprache und kontrollierter Wortwahl, so dass man seine Mitmenschen nicht verletzt.

Magnolie, Magnolia soulangeana

Magnolie-Menschen sind über die Maßen diszipliniert. Sie wirken steif und kalt, denn sie blenden ihre Gefühle aus.

Vor allem auf Männer wirkt Magnolie-Essenz günstig. Sie hilft ihnen, sich aus dem starren Bild der „Männlichkeit" zu lösen und zum wahren Kern ihrer Persönlichkeit zu finden. Magnolie verbessert den Energiefluss entlang der Wirbelsäule.

Meisterwurz, Peucedanum ostruthium

Typen vom Schlag Meisterwurz sind über ihr eigenes Wesen im Unklaren. Sie finden kein inneres Gleichgewicht und verlieren sich daher schnell in Gruppen, weil sie einfach mitlaufen.

Die Blütenessenz Meisterwurz schenkt Mut zur Wahrheit und Zielstrebigkeit. So kann man die eigene Mitte finden. Auch bei der Meditation ist das Mittel eine gute Hilfe.

Mittlerer Wegerich, Plantago media

Wegerich-Menschen leiden unter äußeren Gegebenheiten. Umweltverschmutzung, Lärm oder ungesunde Nahrung empfinden sie als giftig und zerstörerisch.

Die Blütenessenz aus dem Mittleren Wegerich zeigt die Schönheit der Umwelt und rückt deren Wert in das Bewusstsein.

Nachtkerze, Oenothera parviflora

Nachtkerze-Menschen haben Angst vor ihren dunklen Seiten. Oft unterstellen sie anderen genau die schlechten Eigenschaften, die sie bei sich selbst nicht mögen.

Nachtkerze-Essenz lässt die guten und schlechten Seiten der Welt und der Persönlichkeit erkennen und annehmen. Sie schafft Vertrauen in die Vollständigkeit des Menschen, die beide Seiten vereint: weiblich und männlich, hell und dunkel, gut und böse.

Oreganum, Origanum vulgare

Oreganum-Typen haben ihre Wurzeln verloren und fühlen sich heimatlos. Grund für dieses Gefühl sind häufige Umzüge, aber auch Verständigungsprobleme mit anderen Menschen.

Das Blütenmittel Oreganum verbindet mit der Umwelt und den Mitmenschen. Es schenkt Unabhängigkeit und Kraft, und hilft, die eigene Mitte zu finden. Oreganum spricht das Herz-Chakra an.

Phacelia, Phacelia tanacetifolia, Bienenfreund

Menschen der Gruppe Phacelia hadern mit ihrem Leben. Sie fühlen sich fremd in der Welt und neigen dazu, schon vor geringen Schwierigkeiten wegzulaufen.

Phacelia-Essenz hilft, sich auf das Leben einzulassen. Sie schenkt Einsicht in karmische Zusammenhänge und stärkt die Fähigkeit, das Leben anzunehmen, wie es ist.

Quellwasser, Aqua petra

Quellwasser-Typen haben strenge Prinzipien. Sie gönnen sich nie etwas und überfordern sich selbst mit ihren Vorstellungen über die Lebensführung.

Quellwasser entspannt und hilft, freundlich zu sich selbst zu sein, sanft mit dem eigenen Körper umzugehen.

Robinie, Robinia pseudoacacia, Scheinakazie

Wut und Vorwürfe im Zusammenhang mit längst vergangenen Ereignissen haben einen Zustand erzeugt, in dem der Robinie-Mensch sich als Opfer fühlt. Immer wieder beschäftigt er sich mit den früheren Situationen, ohne jedoch mit diesen abschließen zu können.

Das Blütenmittel Robinie hilft bei der Verarbeitung alter Gefühle und erlaubt, verzeihend loszulassen. So wird man frei und kann alte Erfahrungen neu bewerten.

Rote Schafgarbe, Achillea millefolium ssp. rubra

Menschen der Gruppe Rote Schafgarbe sind vor allem in ihren Gefühlen leicht zu verletzen. Sie machen sich schnell die Empfindungen anderer zu eigen, bekommen zum Beispiel Bauchschmerzen, wenn andere Menschen sich streiten.

Die Essenz aus der Roten Schafgarbe schenkt den eigenen Gefühlen Schutz und Geborgenheit.

Roter Klee, Trifolium pratense

Menschen vom Typus Roter Klee leiden unter übersteigerter Angst und lassen sich schnell von den Meinungen der Menge anstecken. Kriegs- und Umweltängste können regelrechte Panikzustände auslösen.

Die Essenz Roter Klee fördert die innere Ruhe und reinigt die Aura von aufgenommenen Massenstimmungen.

Rührmichnichtan, Impatiens noli-tangere, Echtes Springkraut

Menschen der Gruppe Rührmichnichtan sind misstrauisch und kontaktscheu. In Gesellschaft sind sie angespannt und fühlen sich leicht bedroht. Eigentlich erwarten sie viel von anderen, wehren jedoch bei Angeboten ab.

Die Blütenessenz Rührmichnichtan schenkt ausgeglichenes Geben und Nehmen. Sie hilft, Vertrauen aufzubauen und innere Sicherheit zu entwickeln.

Schlehe, Prunus spinosa, Schwarzdorn

Schlehe-Menschen fühlen sich leicht angegriffen. Sie nehmen eine Verteidigungshaltung ein und erstarren in dieser. Ständige Abwehr kostet viel Kraft und deshalb sind diese Menschen auch häufig erschöpft.

Schlehe-Essenz wirkt befreiend und belebend. Sie lässt neue Wege der Auseinandersetzung erkennen.

Schlüsselblume, Primula veris

Schlüsselblume-Typen sind voll von Selbstzweifeln und neigen dazu, den Kontakt zu ihrem wahren inneren Wesen zu verlieren.

Schlüsselblume-Essenz hilft, schöpferische und geistige Anregungen aus dem eigenen Inneren in das Leben einzubringen.

Schneeball, Viburnum lantana

Menschen vom Typ Schneeball scheuen sich davor, neue Aufgaben zu übernehmen. Sie fühlen sich überfordert und verkrampfen sich.

Das Blütenmittel Schneeball ermöglicht es, eine Aufgabe mit allen Fähigkeiten anzupacken. Es hilft, sich während der Aktivität entspannen zu können.

Sonnenblume, Helianthus annuus

Sonnenblume-Typen sind selbstzerstörerisch und lassen sich leicht unterdrücken. Oft ist eine gestörte Vaterbeziehung schuld an dieser Entwicklung. Die Blütenessenz aus der Sonnenblume hilft, die männliche Energie ausleben zu können.

Spitzwegerich, Plantago lanceolata

Spitzwegerich-Menschen sind verzagt und trauen sich nichts zu. Sie sind der festen Meinung, den Anforderungen des Lebens nicht gewachsen zu sein. Durch das Gefühl der Unfähigkeit reagieren sie in vielen Situationen hilflos – was dazu führt, das sie in ihrer Selbstwahrnehmung noch bestätigt werden.

Spitzwegerich-Essenz verhilft zu mehr Selbstachtung und schenkt die Erkenntnis, dass man selbst stark ist. Sie verbessert die Selbstwahrnehmung und rückt die eigenen Fähigkeiten in das Bewusstsein.

Storchenschnabel, Geranium robertianum, Ruprechtskraut

Storchenschnabel-Typen sind sich im Unklaren darüber, welchen Weg sie weiter beschreiten sollen. Sie wissen, dass es Zeit ist, den nächsten Schritt zu tun, sind aber noch im Gestern verhaftet.

Die Blütenessenz Storchenschnabel schenkt Konzentration und Mut. Sie hilft, Altes mit Leichtigkeit loslassen zu können und das Neue mit Ruhe und frischer Kraft zu beginnen.

Strahlenlose Kamille, Matricaria discoidea

Strahlenlose Kamille-Typen haben Orientierungsschwierigkeiten. Vielfach erkennen sie ihre eigenen Grenzen nicht und geraten dadurch leicht in Gefahr. Nicht selten leben sie auch in einer angespannten Mutter-Kind-Beziehung.

Die Blütenessenz aus der Strahlenlosen Kamille schärft den Blick für die Umwelt und schützt so vor unnötigen Risiken oder Unfällen. Sie zeigt auf, wann man mutig vorwärts gehen kann und wann es besser ist, sich zurückzuziehen. Die Essenz bringt mehr Harmonie in die Mutter-Kind-Beziehung.

Sumpfschafgarbe, Achillea ptarmica

Typen der Sumpfschafgarben-Gruppe lassen sich leicht durch Ansprüche anderer von den eigenen Bedürfnissen ablenken. Sie sind meist verschlossen und ängstlich.

Sumpfschafgarbe-Essenz schärft den Blick für die eigene Lebensaufgabe und hilft, diesen Weg fest zu beschreiten. Sie schützt vor Verletzung, wenn man sich anderen Menschen öffnet.

Traubenkirsche, Prunus padus

Menschen vom Typ Traubenkirsche sind voll von angestauten Gefühlen. Verletzend ausgetragene Auseinandersetzungen, etwa in der Familie oder im Beruf, geben ihnen das Gefühl, unterdrückt zu sein und zu kurz zu kommen. Darüber hinaus leiden sie stark unter der Angst, verlassen zu werden.

Die Essenz aus der Traubenkirsche hilft, Konflikte fair auszufechten. Sie schenkt wahre Nähe zu den Mitmenschen und die Fähigkeit, seinen Platz im Leben einzunehmen und zu behaupten.

Vergissmeinnicht, Myosotis sylvatica

Vergissmeinnicht-Typen sind unkonzentriert und vergesslich. Sie sind sich über die geistigen Quellen des Lebens nicht im Klaren.

Vergissmeinnicht-Essenz fördert klares Denken und Erinnerung. Sie hilft, sich der eigenen geistigen Fähigkeiten bewusst zu werden.

Vogelwicke, Vicia cracca

Den Menschen aus der Gruppe Vogelwicke fehlt es an innerem Halt. Deshalb haben sie ständig das Gefühl, sie müssten sich an andere anlehnen. Insgeheim empfinden sie dieses Anlehnungsbedürfnis aber als Schwäche und verachten sich dafür.

Die Blütenessenz aus der Vogelwicke stärkt den inneren Halt. Sie fördert die Fähigkeit, zu den eigenen Gefühlen zu stehen.

Wachtelweizen, Melampyrum sylvaticum

Traumatische Erlebnisse in der Kindheit haben bei Wachtelweizen-Menschen zu Problemen in der Selbstwahrnehmung geführt. Sie können sich selbst nicht annehmen.

Die Blütenessenz aus dem Wachtelweizen löst die Blockaden. Sie schenkt Selbsterkenntnis, denn sie hilft, alte Denkmuster wahrzunehmen. So kann man für sich selbst und sein Tun die Verantwortung übernehmen.

Weidenröschen, Epilobium angustifolium

Weidenröschen-Typen leiden unter den Nachwirkungen zerstörerischer Erfahrungen, sie fühlen sich benutzt und missbraucht.

Die Blütenessenz Weidenröschen schenkt Kraft für einen Neuanfang. Sie lässt alte Wunden heilen, schenkt Einsicht, Loslassen und Verzeihen.

Weißdorn, Crataegus oxycantha

Menschen der Weißdorn-Gruppe leiden unter den Folgen von extremen Gefühlen, Trauer, Schmerz, Verzweiflung.

Weißdorn-Essenz befreit das Herz von alten Gefühlen und schafft Platz für Neues. Sie schenkt Überlebenswillen und Lebensfreude, Leichtigkeit und Licht.

Weiße Schafgarbe, Achillea millefolium

Weiße Schafgarbe-Menschen sind verletzlich und ängstlich. Sie fühlen sich bedroht durch äußere Einflüsse, etwa Strahlungen, Gedanken, oder Substanzen.

Die Essenz aus der Weißen Schafgarbe baut einen Schutz auf, der vor Verletzungen durch äußere Einflüsse abschirmt.

Weißer Klee, Trifolium repens

Menschen der Gruppe Weißer Klee zeigen ein unauffälliges, angepasstes Verhalten. In einer Gruppe versuchen sie, möglichst nicht aufzufallen.

Die Blütenessenz Weißer Klee schenkt Mut, die eigene Schönheit anzunehmen und auszudrücken. Sie lässt erkennen, dass es nicht lebensnotwendig ist, „in" zu sein.

Winde, Convolvulus arvensis, Ackerwinde

Winde-Typen hängen an bestimmten Ritualen und Gewohnheiten. Sie sind angepasste Menschen, die jede Herausforderung scheuen. Dadurch beschränken sie sich selbst und treten auf der Stelle.

Die Essenz aus der Winde bringt geistige Beweglichkeit und Spannkraft. Sie hilft, neue Aufgaben voller Tatkraft und mit Elan anzugehen.

Witwenblume, Knautia sylvatica, Waldwitwenblume

Witwenblume-Menschen unterdrücken ihr eigenes Wollen und Wünschen schon so lange Zeit, dass sie ihre Bedürfnisse gar nicht mehr recht erkennen können. In dieser Gruppe finden sich oft Frauen, die sich für die Familie aufgerieben haben, und dann, wenn die Kinder das Haus verlassen haben, nichts mehr mit sich anzufangen wissen.

Witwenblume-Essenz lässt die eigenen Bedürfnisse zum Vorschein kommen. Sie schenkt die Fähigkeit, die wichtigen Dinge zu erkennen, und hilft, sich um sich selbst zu kümmern.

Zimthimbeere, Rubus odoratus

Zimthimbeere-Typen sind reine Verstandesmenschen. Sie fällen alle Entscheidungen aus dem Kopf, und hören nicht auf das, was ihre Gefühle ihnen sagen.

Zimthimbeere-Essenz zeigt auf, dass Körper, Geist und Verstand zusammengehören. Sie verhilft zu der Fähigkeit, das Gefühl in das Leben mit einzubeziehen. Zimthimbeere bringt die im Körper wirksamen Kräfte in das Bewusstsein.

Zypressenwolfsmilch, Euphorbia cyparissias

Zypressenwolfsmilch-Menschen haben Probleme mit ihren „feurigen" Kräften. Sie sind entweder nach innen gerichtet, neigen zu Selbstzerstörung, Spannung und Schuldgefühlen, oder nach außen – in diesem Fall sind sie aggressiv, hitzig ungeduldig und rücksichtslos. Nicht selten fühlen sie sich aber auch mutlos und willensschwach.

Zypressenwolfsmilch-Essenz macht es möglich, mit den Energien umzugehen. Sie können durch Verantwortungsgefühl und Disziplin harmonisch ausgelebt werden. So schenkt die Essenz Ruhe und Konzentration.

Fertige Mischungen

Schafgarben-Mischung

Die Blütenessenzmischung Schafgarbe hilft bei Überempfindlichkeit und dem Gefühl, durch die Umwelt schaden zu nehmen. Sie bringt innere Sicherheit, Schutz und stärkt die Selbstwahrnehmung.

- *Gelbe Schafgarbe,* stärkt die Selbstwahrnehmung
- *Weiße Schafgarbe,* schützt vor äußerlichen Einflüssen
- *Rosa Schafgarbe,* hilft, die eigene Lebensaufgabe deutlich wahrzunehmen
- *Rote Schafgarbe,* schützt die Herzgegend, die Gefühle

IrisFlora – Blütenessenzen der Eifel

Das IrisFlora-Projekt (gegründet 1995) hat sich zum Ziel gesetzt, das Wissen über die Behandlung mit Blütenessenzen zusammenzutragen und weiterzugeben. Die Gründerin des Projekts, Anne Rensing, arbeitet bereits seit vielen Jahren mit den Blütenessenzen. Sie findet sie durch Intuition, baut auch auf Erfahrungsberichten anderer Therapeuten auf und arbeitet außerdem mit dem kinesiologischen Muskeltest. Die Essenzen werden in Handarbeit hergestellt und abgefüllt.

Anne Rensing hat inzwischen rund 100 verschiedene Blüten zusammengetragen – nicht alle stammen aus der Eifel. Die in der Praxis meistbenutzten wurden in zwei Sets zusammengestellt. Neben der Herstellung der Essenzen veranstaltet das IrisFlora-Projekt auch Kurse.

Zur Auswahl der richtigen Essenz empfiehlt IrisFlora das wissenschaftliche Vorgehen, also das Prüfen der Beschreibungen. Auch mit der intuitiven Auswahl wurden gute Erfahrungen gemacht. Hierfür gibt es farbige Fotokarten.

Die Blütenessenzen des IrisFlora-Projektes werden äußerlich angewendet. Man gibt bei Bedarf je einen Tropfen aus der Vorratsflasche auf Armbeugen oder den Puls, oder man sprüht mehrmals täglich aus der Anwendungsflasche auf Armbeugen, Puls, Schlüsselbein oder die Mitte des Oberkörpers (Thymus). Ebenfalls bewährt hat sich die Anwendung auf den Chakren. Man kann auch zehn bis 15 Tropfen aus der Vorratsflasche in ein Vollbad geben.

Um die Anwendungsflasche herzustellen, gibt man sechs Tropfen aus der Vorratsflasche auf 30 Milliliter Wasser. Anwendungsflaschen sind fertig erhältlich. Bis zu sieben Essenzen können gemischt werden.

IrisFlora Blütenessenzen

Astlose Graslilie, Anthericum liliago
Schlüsselgedanken: Wertschätzung, Erdung, Erwachsensein
Besonders geeignete Chakren: keine

Menschen vom Typ Astlose Graslilie sind sich selbst nie gut genug. Sie haben ein festes Wertesystem, an dem sie sich selbst und andere messen. Insgeheim verachten sie die Fähigkeiten anderer Menschen. Graslilie-Menschen sind überheblich und tun sich schwer damit, andere als gleichberechtigt anzusehen. Nicht selten verehren sie ein Idol, einen „Guru" oder heimlichen Prinzen.

Die Blütenessenz Astlose Graslilie hilft, die eigene innere Wahrheit und die der anderen als gleichberechtigt anzuerkennen. So lässt sich eine Basis im Umgang mit anderen finden.

Beifuß, Artemisia vulgaris
Schlüsselgedanken: Empfindungsfähigkeit, innere Klarheit, Intuition
Besonders geeignete Chakren: keine

Beifuß-Typen sind strenge Vernunftmenschen. Sie versuchen alles in ihrem Leben durch klar gegliederte Untersuchungen zu regeln. Sie wiegen stets ganz vernünftig das Für und Wider ab, entscheiden nie „aus dem Bauch". So geraten sie oft in einen Zustand gefühlsmäßiger Abstumpfung, die keinerlei Empfindungen mehr zulässt. Es kann aber auch passieren, dass sie erregte, hysterische Züge aufweisen.

Beifuß-Essenz verhilft zu innerer Klarheit und öffnet sanft die Blockaden, die die wahren Gefühle verhindern.

Beinwell, Symphytum officinale
Schlüsselgedanken: Kraft, Stabilität, Fähigkeit, sich durchzusetzen
Besonders geeignete Chakren: Sakral-Chakra

Beinwell-Menschen haben ständig das Gefühl nicht gut oder stark genug zu sein. Ursache dafür sind seelische Erschütterungen, Situationen, in denen man sich klein, hilflos und ohnmächtig gefühlt hat. Weil diese Situationen nicht verarbeitet worden sind, glaubt der Beinwell-Mensch, keiner Anforderung so recht gewachsen zu sein. Aus Angst zu versagen, lässt er sich auf keine Aufgabe ein, und ergreift lieber die Flucht. Beinwell-Essenz verschafft Mut und Stärke, sich den Herausforderungen des Lebens zu stellen.

Bergahorn, Acer pseudoplatanus

Schlüsselgedanken: Mut und Kraft zur Verwirklichung,
Kreativität, Vitalität
Besonders geeignete Chakren: Kehl-Chakra, Stirn-Chakra

Menschen der Bergahorn-Gruppe, sind frustriert und haben nicht die Kraft, etwas in ihrem Leben zu ändern. Sie haben Probleme, die Dinge, die sie sich vorgenommen haben, auch wirklich in die Tat umzusetzen. Sie reiben sich aus Pflichtgefühl für Firma oder Familie auf und stellen die eigenen Bedürfnisse zurück. So blockieren sie sich selbst, fühlen sich unwohl. Oft versuchen sie, die daraus resultierende Unzufriedenheit durch Ersatzhandlungen auszugleichen: Sie rauchen viel, trinken reichlich Alkohol oder arbeiten noch härter.

Bergahorn lässt die blockierten Energien wieder frei fließen, so dass man Mut und Kraft gewinnt, sich selbst zu verwirklichen.

Bergflockenblume, Centaurea montana

Schlüsselgedanken: ausgeglichene Sexualität, Körperlichkeit, Sinnlichkeit
Besonders geeignete Chakren: Basis-Chakra, Sakral-Chakra

Bergflocken-Menschen haben Probleme im sexuellen Bereich. Ursache ist in erster Linie das Unvermögen, über Wünsche oder Vorlieben sprechen zu können. Vor allem Frauen gehören zu diesem Typ. Er kann sich entweder durch große Verschlossenheit äußern: Man spricht nicht über Sexualität, und die körperliche Begierde ist ein Tabu, etwas Schmutziges. Ebenso ist es möglich, dass ein Bergflocken-Mensch in die andere Richtung tendiert, erfüllt ist von dem Verlangen nach sexueller Befriedigung.

Bergflocken-Essenz hilft, ein ausgeglichenes Verhältnis zur Sexualität zu entwickeln. Sie lässt Sinnlichkeit und Körperlichkeit zum Genuss werden.

Flutender Hahnenfuß, Ranunculus fluitans

Schlüsselgedanken: Ordnung, Leichtigkeit, Wandlung
Besonders geeignete Chakren: Sonnengeflechts-Chakra, Scheitel-Chakra

Menschen, die zur Flutender Hahnenfuß-Gruppe gehören, fühlen sich oft beschwert und unglücklich. Grund hierfür ist, dass sie nicht in der Lage sind, sich auf Veränderungen in ihrer Umgebung einzustellen. So lassen sie alles beim alten, während sich um sie herum alles fortentwickelt. Dabei entsteht Chaos, denn das alte Verhalten lässt sich auf neue Situationen nicht anwenden.

Die Blütenessenz Flutender Hahnenfuß gibt Anstoß zur Neuordnung, Kraft und Leichtigkeit, Dinge anzupacken, die schon lange liegengeblieben sind.

Fuchs' Kreuzkraut, Senecio fuchsii

Schlüsselgedanken: Selbstakzeptanz, Flexibilität, Freiheit
Besonders geeignete Chakren: Scheitel-Chakra

Fuchs' Kreuzkraut-Menschen haben eine feste Vorstellung von sich selbst. Sie tun alles, um diesem Bild zu entsprechen. So setzen sie sich unter Druck und bewegen sich nur in sehr engen Grenzen. Vor allem können sie ihre eigenen Ansprüche meist nicht erfüllen, was wiederum zu größerem Druck und noch weniger Entspannung führt.

Die Blütenessenz Fuchs' Kreuzkraut bringt stabiles Vertrauen in den Fluss des Lebens. Sie hilft, die starren Grenzen und Vorstellungen loszulassen und sich selbst zu akzeptieren, an guten und schlechten Tagen.

Kriechender Günsel, Ajuga reptans

Schlüsselgedanken: Selbstwertgefühl, angemessene Durchsetzungskraft,
Integration
Besonders geeignete Chakren: Sakral-Chakra, Herz-Chakra

Menschen vom Typ Kriechender Günsel versuchen ständig, sich selbst zu beweisen. Sie sind immer auf der Suche nach einer neuen Aktivität, mit der sie andere beeindrucken können. In ihrer Sucht nach Anerkennung nehmen sie keine Rücksicht auf die Bedürfnisse anderer. Gelegentlich übernehmen sich diese Menschen. Dann fühlen sie sich den Herausforderungen nicht gewachsen, sind mutlos und niedergeschlagen.

Die Blütenessenz Kriechender Günsel hilft, den eigenen Platz in der Gesellschaft zu finden und damit zufrieden zu sein. Sie schenkt Gelassenheit und Harmonie im Umgang mit den eigenen Bedürfnissen und denen anderer.

Lotus, Nelumbo nucifera

Schlüsselgedanken: Gelassenheit, Offenheit, geistige Kraft, Spiritualität
Besonders geeignete Chakren: alle
Lotus wird keinem speziellen Typen zugeordnet.

Lotus-Essenz bringt Harmonie und Ausgeglichenheit. Sie öffnet für spirituelle Bereiche und bringt Klarheit in Körper, Geist und Seele. Lotus-Essenz wird in Mischungen verwendet, denn sie eignet sich besonders, um scheinbar gegensätzliche Essenzen und Inhalte zu verbinden.

Löwenzahn, Taraxacum officinale

Schlüsselgedanken: Entspannung, Erleichterung, Gelassenheit
Besonders geeignete Chakren: Sakral-Chakra, Kehl-Chakra
Menschen der Löwenzahn-Gruppe sind verspannt und leiden unter den typischen Folgen der Muskelanspannung: Nervosität, Schlafstörungen, Rückenschmerzen, Kopfweh. Ursache ist ständiger Stress und Überforderung. Vor lauter Arbeit wissen sie oft nicht, „wo ihnen der Kopf steht", und nehmen keine Rücksicht auf ihre emotionalen Bedürfnisse. Nach einer Weile fühlen sie sich leer und ausgebrannt.

Löwenzahn-Essenz bringt den Menschen zur Ruhe und lässt ihn seine Grenzen wahrnehmen. Sie löst körperliche Verspannungen und macht empfänglicher für die Bedürfnisse der Seele. Mehr Ruhe und die Fähigkeit, auch einmal „nein" zu den Forderungen der Umgebung zu sagen, bringt frische Kraft.

Mädesüß, Filipendula ulmaria

Schlüsselgedanken: Urvertrauen, Zufriedenheit,
sich verströmen können
Besonders geeignete Chakren: Basis-Chakra, Herz-Chakra
Mädesüß-Typen stellen hohe Anforderungen an sich und andere. Sie sind sehr ehrgeizig und glauben, alles nur aus sich selbst schaffen zu müs-

sen. Auf Schwierigkeiten reagieren sie meist äußerst gereizt. Sie sind häufig angespannt und voller Besorgnis, da ihnen das Vertrauen in den Fluss des Lebens fehlt.

Mädesüß-Essenz gibt das Urvertrauen zurück, so dass man sich friedlich dahintreiben lassen kann. Das bringt Entspannung, Freundlichkeit und Zufriedenheit.

Moschus Malve, Malva moschata

Schlüsselgedanken: Verbindung aufnehmen, Öffnung, Zugehörigkeit
Besonders geeignete Chakren: Scheitel-Chakra

Moschus Malve-Typen fühlen sich häufig einsam und nehmen nur wenig am gesellschaftlichen Leben teil, einige sind regelrecht kontaktarm. Sie fühlen sich in ihrer Umgebung fremd und bindungslos, manchmal haben sie das Gefühl mit einem Makel behaftet zu sein, der andere Menschen abschreckt.

Die Blütenessenz Moschus Malve schenkt innere Ruhe: Man fühlt sich wohl „in der eigenen Haut". Sie verschafft Ausgeglichenheit und Selbstbewusstsein, so dass man sich auch in fremder Umgebung nicht verloren vorkommt und wahre Freundschaft finden kann.

Schlangenknöterich, Polygonum bistorta

Schlüsselgedanken: Reinigung, Sanftmut, Verzeihenkönnen
Besonders geeignete Chakren: Sakral-Chakra, Herz-Chakra

Schlangenknöterich-Menschen kommen von vergangenen Ereignissen nicht los. Immer wieder spielen sie in Gedanken und Träumen schmerzhafte Erfahrungen durch und können sich nicht davon freimachen. So vergiftet die Vergangenheit die Gegenwart und macht handlungsunfähig.

Schlangenknöterich-Essenz reinigt Herz und Seele von Vergiftungen. Sie hilft, anderen und sich selbst Fehler zu verzeihen. Sie macht Mut, die Gegenwart zu leben und mit schmerzhaften Erfahrungen abzuschließen.

Schlehe, Prunus spinosa, Schwarzdorn

Schlüsselgedanken: Friede, Zärtlichkeit, Kampf aufgeben können
Besonders geeignete Chakren: Sakral-Chakra

Menschen vom Schlehen-Typ fühlen sich unterlegen und hilflos. Das Gefühl der Machtlosigkeit vermischt mit Angst vor der Zukunft lässt sie aber nicht resignieren, sondern kämpfen. Sie vergeuden ihre Energie damit, ständig Stärke und Kampfeslust zu zeigen.

Schlehe-Essenz schenkt Gelassenheit, so dass man sich seine Situation in Ruhe betrachten kann. Man lernt, nicht gleich loszuschlagen, sondern seine Schritte sorgfältig und friedlich zu planen.

Schwarzer Holunder, Sambucus nigra

Schlüsselgedanken: neuer Lebensabschnitt, Freude, Energie
Besonders geeignete Chakren: keine

Schwarzer Holunder-Typen fühlen sich schwer und niedergedrückt. Sie können nicht akzeptieren, dass das Leben ständigen Wandlungen unterzogen ist. So treten sie auf der Stelle und sind nicht bereit, einen neuen Lebensabschnitt zu beginnen.

Schwarzer Holunder-Essenz schenkt Spannkraft und Freude. Sie gibt Mut und Schwung, etwas Neues im Leben anzufangen.

Seerose, Nymphaea alba

Schlüsselgedanken: Zufriedenheit, erfüllte Sexualität,
bedingungslose Liebe
Besonders geeignete Chakren: Basis-Chakra, Herz-Chakra

Seerose-Menschen sind verschlossen und lassen nur ungern andere Menschen an sich heran. Vor allem vermeiden sie jede Intimität. Deshalb haben sie starke Probleme, wahre Freundschaften aufzubauen oder ein erfülltes Sexualleben zu führen.

Seerose-Essenz fördert die Zufriedenheit mit sich und der Umwelt. Sie öffnet den Menschen und schenkt die Fähigkeit der Hingabe.

Wasser Schwertlilie, Iris pseudoacorus
Schlüsselgedanken: Vertrauen in die höhere Inspiration
Besonders geeignete Chakren: Herz-Chakra

Menschen, die zur Wasser Schwertlilie-Gruppe gehören, erwarten ständig Misserfolge. Deshalb versuchen sie, alles möglichst genau vorauszuplanen. Sie halten sich für unzulänglich und haben kein Vertrauen in die eigenen Fähigkeiten.

Wasser Schwertlilie-Essenz hilft, den eigenen Eingebungen wieder zu trauen und ihnen folgen zu können.

Wiesenkerbel, Anthriscus sylvestris
Schlüsselgedanken: Vertrauen in die eigene Wahrnehmung,
erkennen, was richtig und falsch ist.
Besonders geeignete Chakren: keine

Wiesenkerbel-Menschen sind empfindsam und misstrauen der eigenen Wahrnehmung. Sie sind häufig belogen oder ausgenutzt worden. Deshalb sind sie nicht mehr fähig, dem eigenen Urteil zu trauen. So verschließen sie sich anderen immer mehr und verlieren das Gefühl was richtig und was falsch ist.

Die Anwendung von Wiesenkerbel-Essenz bringt das Vertrauen in die eigene Wahrnehmung zurück und hilft, das Gute vom Schlechten unterscheiden zu können.

Wolfsauge, Ancusa arvensis
Schlüsselgedanken: Schutz, Verletzung, Verlust, Lebendigkeit
Chakren: Herz-Chakra, Stirn-Chakra

Wolfsauge-Menschen können Verluste nicht verarbeiten und verdrängen einschneidende Erlebnisse. Sie gehen über derartige Ereignisse hinweg und leben ihr Leben einfach weiter. So brechen sie den Kontakt zu ehemaligen Liebschaften nicht ab oder besuchen frühere Kollegen regelmäßig in der alten Firma.

Wolfsauge-Essenz hilft, Trauer und Schmerz zu realisieren und das Geschehene anzunehmen, und sorgt dafür, dass aus Fehlern gelernt und Konsequenzen gezogen werden können.

Zwiebeltragende Zahnwurz, Dentaria bulbifera

Schlüsselgedanken: Selbstsicherheit, Zutrauen
Besonders geeignete Chakren: Sakral-Chakra, Kehl-Chakra

Zahnwurz-Menschen sind voller Selbstzweifel, und es fehlt ihnen an Zutrauen. Sie haben ständig Angst, Fehler zu machen. Deshalb scheuen sie das Risiko und sichern sich stets nach allen Seiten ab. So kommen sie in ihrem Leben oft nicht recht von der Stelle.

Die Blütenessenz Zwiebeltragende Zahnwurz gibt Selbstsicherheit. Sie hilft, Entscheidungen treffen zu können und zu diesen zu stehen, selbst wenn sie ein wenig ungewöhnlich sind. Sie schenkt Mut, Neues für sich zu schaffen.

Fertige Mischungen

Fertige Mischungen der IrisFlora-Essenzen sollten nur einzeln, allenfalls nacheinander angewendet werden.

Blütenbalsam

Die Blütenessenzmischung Blütenbalsam ist für akute Zustände gedacht, die den Menschen plötzlich aus der Bahn werfen. Bis zur Erleichterung gibt man in zwei- bis fünfminütigen Abständen ein bis vier Tropfen der Mischung auf Schläfen, Armbeugen oder Puls. Vor einem bedeutenden Ereignis, einer Operation oder Prüfung zum Beispiel, beginnt man mit der normalen Anwendung vier Tage vorher.

- *Doldiger Milchstern,* gibt seelische Kraft zur Überwindung von Schockzuständen
- *Sonnenröschen,* um Gelassenheit zu finden und über sich selbst hinauszuwachsen
- *Springkraut,* um Nähe zulassen zu können
- *Kirschpflaume,* gibt inneren Halt
- *Rainfarn,* gibt Willenskraft und Entschlossenheit
- *Lotus,* gibt geistige Stärke und die Fähigkeit zur Selbsterkenntnis
- *Braunelle,* aktiviert die Selbstheilungskräfte

Mentale Entspannung

Die Blütenessenzmischung Mentale Entspannung verhilft zu einem klaren Kopf, wenn man sich geistig überfordert fühlt. Auch wenn man sich mit neuen Dingen nicht mehr befassen kann, weil der Kopf nicht mehr in der Lage ist, die Informationen zu verarbeiten, hilft Mentale Entspannung. Man gibt in akuten Situationen alle zwei bis fünf Minuten bis zu vier Tropfen auf Schläfen, Armbeugen oder Puls.

- *Schwertlilie,* gibt Vertrauen in die höhere Inspiration
- *Bergflockenblume,* lässt Körperlichkeit und Sinnlichkeit angstfrei annehmen
- *Graslilie,* schenkt Selbstwertgefühl
- *Lotus,* bringt geistige Kraft und Gelassenheit
- *Bergahorn,* gibt Selbstsicherheit und Mut, die eigenen Ideen zu verwirklichen

Adaptionshilfe

Die Blütenessenzmischung Adaptionshilfe erleichtert die Umstellung auf neue Situationen. Sie eignet sich besonders bei Auslandsreisen, Berufswechsel oder in ähnlichen Lagen. Man beginnt mit der Anwendung einige Tage vor dem Ereignis. Täglich viermal bis zu vier Tropfen auf Schläfen, Armbeugen oder Puls einreiben.

- *Odermennig,* hilft, Gefühle zu akzeptieren und zeigen zu können
- *Gauklerblume,* gibt Selbstvertrauen und hilft, den eigenen Standpunkt zu vertreten
- *Walnuss,* hilft, einmal getroffene Entscheidungen gezielt umzusetzen
- *Graslilie,* stärkt das Selbstwertgefühl
- *Flutender Hahnenfuß,* stellt die innere Struktur und Ordnung wieder her
- *Moschus Malve,* verscheucht Gefühle von Einsamkeit

Lebenshilfe

Die Blütenessenzmischung Lebenshilfe gibt Anstoß zur Veränderung, wenn man glaubt, in einer Lebenssituation festzustecken. Die Mischung unterstützt den Übergang zu einem neuen Lebensabschnitt. Man sollte täglich mindestens viermal bis zu vier Tropfen auf Schläfen, Armbeugen oder Puls einreiben.

- *Bergahorn,* hilft, selbstsicher und mutig die eigenen Ideen umzusetzen
- *Lotus,* schenkt geistige Stärke und Gelassenheit
- *Drüsentragendes Springkraut,* gibt Ausdauer und Geduld, stärkt die Anpassungsfähigkeit
- *Holunder,* hilft, den Schritt in einen neuen Lebensabschnitt mit Freude und Leichtigkeit zu tun

Yggdrasil – Essenzen aus Deutschland

Die Yggdrasil-Blütenessenzen wurden von Ute Janson begründet. Ziel des Unternehmens ist es, einheimische, also deutsche, Blüten zu finden, die nach dem Vorbild der Bach-Blüten den Menschen hierzulande Hilfe bringen können. Yggdrasil-Essenzen werden umweltbewusst und ausschließlich von Hand hergestellt. Das Wahrzeichen des Unternehmens, der Weltenbaum Yggdrasil aus der nordischen Mythologie Edda, symbolisiert das Zusammenwirken von Himmel und Erde.

Yggdrasil-Essenzen verstehen sich als Weiterentwicklung der von Dr. Edward Bach hergestellten Blütenmittel. Wesentlich ist vor allem der Gedanke, dass die Pflanzen, die unter gleichen Bedingungen, wie die Menschen leben, bei Problemen auch am besten helfen können. Auch sind einige der Bach'schen Pflanzen inzwischen selten geworden und werden durch neue Blüten ersetzt.

Die Yggdrasil-Blütenessenzmischungen werden den ständigen Veränderungen der Natur angepasst. Man sollte die Mischungen nicht gleichzeitig nehmen oder sie mit anderen Mitteln mischen. Zudem sollte man bei der Einnahme verschiedener Blütenessenzmischungen zwischen den einzelnen Mitteln jeweils mindestens drei Stunden warten.

Yggdrasil Blütenessenzen

Ackerkratzdistel, Cirsium arvense
Leitgedanken: Verteidigung, Existenz
Chakren: Basis-, Sakral- und Sonnengeflechts-Chakra

Ackerkratzdistel-Typen fühlen sich oft grundlos angegriffen und meinen leicht, ihre Existenz sei bedroht.

Die Blütenessenz Ackerkratzdistel fördert die Abwehr und hilft, sich zu verteidigen und durchzusetzen. Sie unterstützt bei der Festigung der eigenen Existenz.

Amaranthus, Amaranthus caudatus, Gartenfuchsschwanz

Leitgedanken: Widerstandsfähigkeit, Überleben, Stärke
Chakren: Basis-, und Sakral-Chakra

Amaranthus Menschen leben in einer Zeit größter Anstrengung oder leiden unter Krankheiten, die ihnen extrem viel abfordern.

Amaranthus-Essenz hilft, die Lebenskraft besser zu nutzen, und erschließt den Zugang zum eigenen Energiepotential. Kann man diese Energie erreichen und verwenden, wird man stabiler und sicherer.

Amaranthus fördert die schöpferische Kraft, bringt Stabilität und innere Ausgeglichenheit.

Angelika, Angelica sylvestris, Engelwurz

Leitgedanken: Einsicht, Entkrampfung, Da-Sein
Chakren: Basis-, Sakral-, Sonnengeflechts-, Herz-, Kehl-
und Stirn-Chakra

Angelika-Menschen haben Angst, sich auf eine neue Lebenssituation einzulassen. Sie sind verkrampft und trauen sich nicht, den notwendigen Schritt zu gehen.

Angelika-Essenz hilft, schwierigen Lebenssituationen gefasst und mutig zu begegnen. Sie ermutigt, zu experimentieren und neue Dinge mit Leichtigkeit anzugehen.

Braunelle, Prunella vulgaris

Leitgedanken: die Verantwortung für das eigene Befinden selbst
zu übernehmen
Chakren: Basis- und Herz-Chakra

Braunelle-Menschen haben die Hoffnung aufgegeben, dass jemand kommt und ihnen hilft, sich von ihren Leiden zu befreien. Sie haben nicht gelernt, die Verantwortung für ihr Leben selbst zu übernehmen.

Die Blütenessenz Braunelle hilft, die selbstheilenden Energien des ersten Chakras zu aktivieren. Sie bringt die Erkenntnis, dass man eigenverantwortlich und sorgsam mit seinem Körper umgehen muss.

Braunelle hilft, die Seele zu erden und die eigenen Wünsche und Vorstellungen, Träume und Gefühle zu erkennen. Sie hilft, sich mit der Intuition zu verbinden.

Echte Goldrute, Solidago virga aurea

Leitgedanken: Intimität, Zeugung, Empfängnis, Reife
Chakren: Basis-Chakra

Typen der Gruppe Goldrute haben starke Berührungsängste. Sie scheuen Intimität und Nähe. Oft fehlt ihnen der Bezug zu ihrer Zeugung. Goldrute-Essenz hilft, das Leben und die Umwelt an sich heranzulassen und sich selbst vom Verhalten anderer abzugrenzen. Sie unterstützt die Bereitschaft, Verantwortung für Leben zu übernehmen und Vater- oder Mutterschaft zu akzeptieren. Goldrute lässt Dank, Lob und Anerkennung annehmen und stärkt das Vertrauen in die eigene Person.

Echte Kamille, Matricaria chamomilla

Leitgedanken: seelische Selbstheilung, Harmonisierung, Wiederherstellung
Chakren: Basis-, Sakral-, Sonnengeflechts und Herz-Chakra

Typen der Gruppe Echte Kamille möchten sich zu. kziehen. Ihnen sind die Belastungen der Umwelt zuviel geworden. Sie wollen nach körperlichen oder seelischen Verletzungen wieder zu sich selbst finden.

Die Blütenessenz Echte Kamille bringt Erholung nach Verletzungen. Sie fördert die seelischen Selbstheilungskräfte und hilft, zur eigenen Mitte zurückzukommen.

Felsenfetthenne, Sedum reflexum

Leitgedanken: Beziehung Innenwelt und Außenwelt
Chakren: Sonnengeflechts-, Kehl- und Stirn-Chakra

Felsenfetthenne-Menschen können nur schwer äußern, was in ihnen vorgeht. Sie finden keinen Zugang zu ihrer Innenwelt oder fühlen sich auch in ihr gefangen.

Felsenfetthenne-Essenz fördert die Verbindung und Verständigung zwischen Innen- und Außenwelt. Sie hilft, sich mit der Umwelt seelisch und energetisch auszutauschen.

Gänseblümchen, Bellis perennis

Leitgedanken: Klarheit im Denken, Selbstbezug
Chakren: Sonnengeflechts- und Stirn-Chakra

Gänseblümchen-Menschen fühlen sich nicht ernst genommmen und glauben dennoch, für alles verantwortlich zu sein.

Gänseblümchen-Essenz unterstützt dabei, sich selbst und andere anzunehmen. Sie hilft, den eigenen Platz zu finden und sich an dieser Stelle wohlzufühlen. Sie fördert die Klarheit im Denken und schenkt Kraft, nach dem eigenen Willen zu handeln und zu leben.

Gänseblümchen bringt Humor, Witz und schöpferische Kraft.

Gemeiner Feinstrahl, Erigeron strigosus

Leitgedanken: Intuition, Seelenleben
Chakren: Sonnengeflechts- und Herz-Chakra

Typen der Gruppe Gemeiner Feinstrahl sind ratlos und können sich nicht entscheiden. Vielfach sind sie mit ihrer geistigen Entwicklung unzufrieden, wissen aber nicht, wie sie weiterkommen sollen. Oft sind sie streng vernunftorientierte Menschen, die zwar ihre Gefühle mehr zulassen möchten, aber nicht recht wissen, wie sie das anstellen sollen.

Die Blütenessenz Gemeiner Feinstrahl bringt Zugang zur Intuition auf der Gefühlsebene. Sie hilft, sich über die Bedürfnisse der Seele klar zu werden und so Entscheidungen zu treffen.

Kanadische Goldrute, Solidago canadensis

Leitgedanken: Intimität, Reife, Lebenslust
Chakren: Basis, Sakral- und Sonnengeflechts-Chakra

Kanadische Goldrute-Typen glauben, dass ihnen das Leben nichts mehr bieten kann.

Die Essenz Kanadische Goldrute bringt die Lust am Leben zurück. Sie hilft, das eigene Wesen zu erkennen und anzunehmen und sich seinen Lebensraum zu gestalten.

Klatschmohn, Papaver rhoeas

Leitgedanken: seelische Stabilität, Herzenswärme, innere Ruhe
Chakren: Basis, Sakral- und Sonnengeflechts- und Herz-Chakra

Klatschmohn-Menschen sind unausgeglichen, bekommen Körper und Seele nicht in Einklang. Sie fühlen sich kalt, angespannt und einsam.

Die Blütenessenz aus dem Klatschmohn stellt eine Verbindung zwischen Körper und Seele her. Sie schenkt innere Ruhe und hilft, sich bewusst für die Bedürfnisse der Seele zu öffnen.

Kornblume, Centaurea cyanus

Leitgedanken: Seelenbilder, Träume, innere Kommunikation
Chakren: Stirn- und Kehl-Chakra

Kornblume-Typen haben immer wieder dieselben Bilder vor Augen, können diese aber nicht deuten. Sie verstehen die Bilder der Seele nicht und können mit ihren Träumen nichts anfangen.

Kornblume-Essenz stützt den Austausch zwischen Körper und Seele. Sie hilft, sich mit der eigenen Innenwelt auseinanderzusetzen.

Löwenzahn, Taraxacum officinale

Leitgedanken: Das Leben ist lebenswert
Chakren: Basis- und Sakral-Chakra

Löwenzahn-Menschen sind lustlos und schwerfällig. Sie finden keinen rechten Sinn in ihrem Leben.

Die Essenz aus Löwenzahn hilft, den irdischen Ursprung, die Basis der Existenz zu entdecken. Sie erleichtert es, die eigene Identität zu finden und kann auch bei Potenzstörungen hilfreich sein.

Löwenzahn bringt und fördert Vitalität, Lust, Erdung, Mut, Tatkraft und Libido.

Margerite, Chrysanthemum leucanthemum
Leitgedanken: Lebensfreude
Chakren: Sonnengeflechts- und Herz-Chakra
Margerite-Typen sind niedergedrückt und empfinden ihr Leben als freudlos.

Margerite-Essenz bringt Lebensfreude, und schenkt die Fähigkeit, nach Dingen zu suchen, die einem Spaß machen.

Passionsblume, Passiflora incarnata
Leitgedanken: Einheit von Geist und Seele
Chakren: Stirn-Chakra
Menschen vom Schlag Passionsblume verstehen ihre Gefühlswelt nicht recht. Entweder sind sie absolute Vernunftmenschen, die niemals eine Gefühlsregung zulassen, oder sie schlagen ins andere Extrem: Reagieren immer nur „aus dem Bauch" und lassen sich ausschließlich von ihren Gefühlen leiten.

Die Blütenessenz Passionsblume stellt die Beziehung zwischen Geist und Seele her, bringt Vernunft und Gefühl in Einklang.

Ringelblume, Calendula officinalis
Leitgedanken: Hör- und Sprech-Verständnis, Naturverbundenheit
Chakren: Sonnengeflechts- und Herz-Chakra
Ringelblume-Typen haben kein Händchen für Pflanzen. Sie bekommen weder einen Bezug zu den Gewächsen in freier Natur noch zu denen, die in Töpfen auf der Fensterbank stehen. Wo andere Menschen ganze Wälder in der Wohnung zum Blühen bringen, führen die Blümchen der Ringelblumen-Menschen ein karges Dasein; meist gehen sie nach kurzer Zeit ein oder werden ganz plötzlich von Schädlingen befallen und vernichtet.

Ringelblume-Essenz schenkt die Fähigkeit, Gefühle für Pflanzen zu entwickeln. Sie fördert die Verbundenheit mit der Natur und hilft, die Sprache der Pflanzen zu verstehen.

Robinie, Robinia pseudoacacia, Scheinakazie

Leitgedanken: Energiehaushalt, Erholung
Chakren: Sakral- und Stirn-Chakra

Robinie-Menschen stehen ständig „unter Strom" und kommen nicht zur Ruhe. Sie setzen sich selbst unter Druck und können am Abend kaum das Büro verlassen, weil sie glauben, noch vieles erledigen zu müssen.

Die Essenz aus der Robinie fördert die Wiederherstellung der Energie. Sie hilft zu erkennen, wo die eigenen Grenzen liegen, wann Körper und Geist Ruhe benötigen.

Rosa Schafgarbe, Achillea millefolium

Leitgedanken: Lebensfreude
Chakren: Sonnengeflechts- und Herz-Chakra

Schafgarbe-Menschen haben kaum eine gefühlsmäßige Bindung zu ihrem Körper. Sie bewegen sich nur ungern und trauen sich nur selten, ihre körperlichen Bedürfnisse zu befriedigen, mögen sich nicht eingestehen, wonach ihr Körper verlangt.

Schafgarbe-Essenz hilft, sich von schlechten Energien zu befreien. Sie fördert und unterstützt die Entgiftung, und stärkt die Selbstheilung bei Entzündungen. Besonders günstig wirkt sie auf Frauenbeschwerden.

Schafgarbe entstört den Magen-Darm-Galle-Meridian und reguliert den Milz-Pankreas-Meridian.

Rote Taubnessel, Lamium purpureum

Leitgedanken: zwischenmenschliche Beziehungen
Chakren: Basis-, Sakral, Sonnengeflechts- und Herz-Chakra

Menschen der Gruppe Rote Taubnessel tun sich schwer damit, Beziehungen zu anderen Menschen aufzubauen. Sie kommen kaum mit sich selbst zurecht, würden aber gern Freundschaften mit anderen aufbauen.

Die Blütenessenz Rote Taubnessel stärkt die Beziehung zum eigenen Ich. So bringt sie auch Nähe zu anderen. Die Selbsterfahrung hilft, die seelischen Beziehungen zu verstehen.

Sauerampfer, Rumex acetosa

Leitgedanken: Fähigkeiten, Verbindung zur Spiritualität
Chakren: Sonnengeflechts-, Herz-, Kehl- und Stirn-Chakra

Sauerampfer-Typen haben verborgene Talente, deren sie sich nicht bewusst sind. Sie trauen sich kaum die Fähigkeiten zu, die sie bereits unter Beweis gestellt haben.

Sauerampfer-Essenz stellt die Verbindung zwischen Verstand und Spiritualität her. Sie hilft, die eigenen Fähigkeiten und den Charakter weiterzuentwickeln und Ängste zu überwinden.

Scharfe Fetthenne, Sedum acre

Leitgedanken: Existenzsicherung und Realitätssinn
Chakren: Basis-, Sakral- und Sonnengeflechts-Chakra

Menschen, die zur Scharfe Fetthenne-Gruppe gehören, sind gezwungen, sich um ihre materielle Existenz zu kümmern. Es fällt ihnen aber schwer, diese notwendigen Gegebenheiten in ihre Lebensplanung einzubeziehen und zu berücksichtigen.

Scharfe Fetthenne-Essenz hilft, den Tatsachen ins Auge zu blicken und Wirklichkeit anzunehmen. Nur so kann man sich den grundlegenden Dingen des Lebens widmen.

Schöllkraut, Chelidonium majus

Leitgedanken: ordnen, sortieren, neuorientieren
Chakren: Sonnengeflechts-Chakra

Schöllkraut-Typen sind aufbrausend. Wenn sie das Gefühl haben, sie kommen nicht recht weiter oder stecken zwischen vielen Möglichkeiten fest, reagieren sie schnell mit Wut und Ungeduld. Sie steigern sich leicht in etwas hinein und sind ungehalten, wenn sie ihre Ziele nicht erreichen.

Schöllkraut-Essenz bringt die Orientierung zurück, sich in unterschiedlichen Lebenssituationen zurechtzufinden. Sie hilft dabei, ehrlich zu sich und anderen zu sein und schwierigen Situationen mit mehr Leichtigkeit zu begegnen.

Sedum album, Weißer Mauerpfeffer

Leitgedanken: Die innere Ordnung herstellen
Chakren: Stirn-Chakra

Menschen der Gruppe Sedum album befinden sich in einer Situation, der sie hilflos ausgeliefert sind. Das kann beispielsweise eine schwere Erkrankung sein, deren Ausgang ungewiss ist.

Sedum-Essenz hilft, Situationen, die sich nicht ändern lassen, anzunehmen und das Beste daraus zu machen. Sie schenkt die Einsicht, dass es ohne Licht auch keinen Schatten gibt. Sie bringt tiefen, inneren Frieden und schenkt dem Leben wieder einen Sinn.

Seifenkraut, Saponaria officinalis

Leitgedanken: Lebenswille und Neuanfang
Chakren: Basis-, Sakral-, Sonnengeflechts-, Herz-, Kehl-
und Stirn-Chakra

Menschen aus der Gruppe Seifenkraut haben das Gefühl, am Abgrund zu stehen. Sie sind überzeugt, dass sich ihre Situation nicht wieder bessern wird. Sie haben resigniert und denken, dass sie keine Chance mehr haben, auf ihren Lebensweg einzuwirken.

Die Blütenessenz Seifenkraut schenkt Lebenswillen und Zuversicht für einen Neuanfang. Auch bei tiefer Trauer, wenn der Tod eines geliebten Menschen überwunden werden muss, ist Seifenkraut das richtige Mittel, um wieder Fuß zu fassen.

Vergissmeinnicht, Myosotis sylvatica

Leitgedanken: Einfühlungsvermögen und zwischenmenschlicher Kontakt
Chakren: Sonnengeflechts-, Herz-, Kehl- und Stirn-Chakra

Vergissmeinnicht-Menschen sind seelisch und gefühlsmäßig vollkommen verwirrt. Sie fühlen sich ausgegrenzt und einsam, möchten sich aber wieder auf die Gemeinschaft einlassen.

Vergissmeinnicht-Essenz schenkt Einfühlungsvermögen und hilft, sich auf den zwischenmenschlichen Austausch einzustimmen.

Wiesensalbei, Salvia pratensis

Leitgedanken: Regeneration, Selbsterkenntnis, Einklang der Gefühle
Chakren: Sakral- und Sonnengeflechts-Chakra

Der Wiesensalbei-Typ ist durch seine Aufgaben so stark gefordert, dass er am Ende seiner Kraft ist. Die andauernde Überlastung zehrt an seiner Substanz. Auch rachsüchtige Menschen gehören zu dieser Gruppe.

Das Blütenmittel Wiesensalbei unterstützt die Erholung und Wiederherstellug der Kraft nach Überlastung. Sie bringt Erkenntnisse über das eigene Seelenleben und hilft, sich mit seinen Gefühlen in Einklang zu bringen.

Wildbirne, Pyrus pyraster, Mostbirne

Leitgedanken: Verantwortung für das eigene Verhalten übernehmen
Chakren: Sonnengeflechts-Chakra

Wildbirne-Typen nehmen alles in sich auf und schleppen viel Ballast mit sich herum, denn sie können die wesentlichen Dinge nicht von den unwesentlichen unterscheiden. Sie verfallen leicht in alte Verhaltensweisen, leben manchmal sogar in der Vergangenheit.

Die Blütenessenz Wildbirne lässt das Wesentliche erkennbar werden, so dass man sich von Belastendem trennen kann, das nicht mehr benötigt wird. Sie bringt Ordnung in Gefühlschaos und Gedankenwirrnis. Wildbirne hilft, alte Verhaltensweisen zu ändern und stellt den Bezug zur Gegenwart her. Wildbirne regt den Körper an, sich von schädlichen Substanzen zu befreien. So fördert sie die Verdauung und lässt das Blut geschmeidiger fließen.

Wilder Wein, Parthenocissus quinquefolia

Leitgedanken: Sexualität, körperliche Bedürfnisse, geistiges Dasein
Chakren: Basis-, Sakral- und Stirn-Chakra

Menschen der Wilder Wein-Gruppe kümmern sich nicht um ihre körperlichen und sexuellen Bedürfnisse. Diese Art von Trieben gerät vollkommen in den Hintergrund, sobald sie sich geistig betätigen.

Die Blütenessenz Wilder Wein öffnet den Geist für körperliche und sexuelle Belange. Sie hilft, auf die körperlichen Bedürfnisse zu achten und sie zu genießen sowie Temperament zu entfalten.

Fertige Mischungen

Yggdrasil-Ansa

Leitgedanken: Frauenbeschwerden, Menstruation und Wechseljahre
Chakren: Basis-Chakra

Ansa beruhigt und harmonisiert den weiblichen Energiefluss. Sie hilft, sich selbst als Frau und als rein anzunehmen. Bei Regelbeschwerden beginnt man drei Tage vor dem Einsetzen der Menstruation mit der Behandlung. Man nimmt täglich zwei bis drei Tropfen morgens aus der Einnahmeflasche.

Yggdrasil-Puran

Leitgedanken: Prostatabeschwerden
Chakren: Basis-Chakra

Puran hilft, sich als Mann mit seinen Schwächen anzunehmen. Es lässt die Betroffenen mit Männerbeschwerden, speziell im Zusammenhang mit der Prostata, energetisch besser zurecht kommen.

Yggdrasil-Om

Leitgedanken: Bewusstseinserweiterung
Chakren: Basis-, Sakral-, Sonnengeflechts-, Herz-, Kehl- und
*   Stirn-Chakra*

Öffnet das Bewusstsein für feinstoffliche Ebenen. Erleichtert die Öffnung für den Austausch mit den Mitmenschen und der Natur.

Bloesem Remedies Niederlande

Der niederländische Blütenessenzforscher Bram Zaalberg stellt seit 1986 seine Essenzen her. Die fertigen Essenzen werden mit Brandy konserviert. Bram Zaalberg stellt zusammen mit seiner Frau Miep alle Essenzen selbst her – im direkten Kontakt mit den Schutzgeistern der Pflanzen, den Blütendevas.

Einige Essenzen werden inzwischen nicht mehr nach dem von Dr. Bach entwickelten Verfahren gewonnen. Stattdessen werden die Blüten – ohne die Pflanze zu beschädigen – sanft hinuntergebogen. Aus diesen Essenzen, so formuliert es der Hersteller, strömt die Energie flüssiger. Die ungünstigen Energien, die beim Abpflücken und der Verletzung der Pflanze entstehen, werden auf diese Weise vermieden.

Bloesem Remedies

Beemdkroon, Knautia arvensis, Ackerskabiose, Acker-Witwenblume

Leitgedanken: Verbindung zu höheren Bereichen

Beemdkroon-Menschen sind durch ihre eigene Gedankenfülle blockiert. Sie neigen zu Schwarzseherei und nehmen nur ungern Hilfe von anderen an.

Beemdkroon-Essenz bringt Erdung und Weisheit. Sie hilft, Gedankenballast abzuwerfen und Überflüssiges loszulassen. Beemdkroon verbindet mit höheren Sphären, so dass diese in die eigene Umgebung widergespiegelt werden können. So wird es leichter, Hilfe und Wärme von anderen zu empfangen.

Boerenwormkruid, Tanacetum vulgare, Rainfarn

Leitgedanken: Entscheidungsfähigkeit, Einsicht in den Zweifel

Typen der Beerenwormkruid-Gruppe sind unsicher und voller Zweifel. So schwanken sie zwischen verschiedenen Möglichkeiten hin und her und sind unfähig, klare Entscheidungen zu treffen. Sie bewegen sich ständig im Kreise herum und kommen nicht weiter.

Die Blütenessenz Boerenwormkruid verschafft die Erkenntnis, dass gar nichts passiert, solange keine Entscheidung getroffen wird. Sie bringt Sonne ins Herz und schenkt Vertrauen in höhere Führung.

Bosrank, Clematis vitalba, Waldrebe

Leitgedanken: Wachheit, Konzentration, Erdung

Bosrank-Menschen sind Träumer. Sie erwecken manchmal den Eindruck, als seien sie nicht ganz bei sich. Sie haben Schwierigkeiten, mit der Gegenwart und den augenblicklich herrschenden Bedingungen zurecht zu kommen.

Bosrank-Essenz verschafft Einsicht und Klarheit in die unbewussten Vorgänge. Sie bringt Tatkraft, um die Anforderungen des Lebens bewusst anzugehen und dem noch nicht Geformten Kontur zu verleihen. Bosrank zeigt, dass die Zukunft in der Gegenwart angepackt werden muss.

Engelwortel, Angelika archangelica, Engelwurz

Leitgedanken: Entkrampfung, Akzeptieren des Geistigen

Engelwortel-Typen befinden sich in einer Zwickmühle: Einerseits beschäftigen sie sich nicht mit spirituellen Dingen und machen sich kaum Gedanken über ihren Glauben, andererseits benötigen sie Trost, Zuspruch und vor allem geistige Führung. Oft befinden sie sich in einer Situation, in der sie sich ihrer Sterblichkeit bewusst werden: Schwere Erkrankungen, Träume und Tod beschäftigen sie nachhaltig.

Engelwortel-Essenz bringt Schutz durch die liebende Kraft des Höheren. Sie schenkt die Fähigkeit, die wohltuende Kraft annehmen zu können. Engelwortel hilft, Vertrauen in das höhere Selbst zu entwickeln, so dass man dem Unbekannten gefasst begegnen kann. Das Blütenmittel sorgt auch für spirituellen Schutz des ungeborenen Lebens während der Schwangerschaft.

Hondsdraf, Glechoma hederacea, Gundermann

Leitgedanken: Eigenverantwortung, Erwachsenwerden

Hondsdraf-Menschen halten an alten Gefühlen fest. Diese behindern sie in ihrer Entwicklung. Sie wollen nicht erwachsen werden und scheuen sich, die Verantwortung für ihr Leben zu übernehmen.

Das Blütenmittel aus der Hondsdraf macht überholte Verhaltensweisen bewusst und klärt die Gefühle. Sie bringt Vertrauen in das eigene Sein
und lässt den Menschen reifen.

Empfehlung für Heiler: Wenn in einer Behandlung schmerzhafte ge-
fühlsbeladene Störungen auftreten, die den Patienten blockieren, empfiehlt der Hersteller, ein Fläschchen Hondsdraf am Körper des Patienten
leicht zu schütteln. Der Schmerz wird an die Blütenenergie gebunden und
kann aus dem spirituellen Körper herausgezogen werden.

Judaspenning, Lunaria annua, Mondviole

Leitgedanken: Balance von Materialismus und Spiritualität

Für Menschen der Gruppe Judaspenning stehen materielle Dinge absolut im Vordergrund. Ihre hauptsächliche Sorge gilt ihrem Besitz, Geld
und persönlichen Wünschen. Durch ihre einseitige Ausrichtung verlieren sie seelische Energie, so dass ihnen am Ende die Kraft fehlt, um die
täglichen Anforderungen zu meistern. Es entsteht eine geistige Leere, die
sie versuchen, mit unsinnigen zwanghaften Handlungen zu füllen.

Die Blütenessenz Judaspenning stellt die Verbindung zum höheren
Selbst wieder her. Sie bringt geistige und körperliche Bedürfnisse in Einklang. Judaspenning schenkt die spirituelle Kraft, mit beiden Beinen auf
dem Boden zu stehen.

Klaproos, Papaver rhoeas, Klatschmohn

Leitgedanken: Herzenswärme

Klaproos-Typen empfinden sich als sehr verwundbar und trauen sich
deshalb kaum etwas zu. Ihnen fehlt die Kraft, mit alten Verletzungen umzugehen und mit diesen abzuschließen.

Klaproos-Essenz kräftigt die „innere Frau". Sie bringt die Kraft, mit der
eigenen Verletzlichkeit umgehen zu können. Die Essenz steigert die innere Qualität der Liebe.

Das Blütenmittel Klaproos besänftigt überschießende sexuelle Kraft bei
Mann und Frau. Außerdem wird sie bei Schlafproblemen empfohlen,
wenn man nach einem anstrengenden Tag nicht zur Ruhe kommt.

Klaproos steht unter dem Einfluss der Kraft der Sonne.

Klein Streepzaad, Crepis capillaris, Kleinköpfiger Pippau

Leitgedanken: neue Energie, Aktivität und Ruhe in Balance

Klein Streepzaad-Menschen fühlen sich in der Umgebung, in der sie aufgewachsen sind, äußerst unwohl. Hier herrschen seit Jahren dieselben unbeweglichen Strukturen, ohne dass auf Veränderungen eingegangen wurde.

Die Essenz Klein Streepzaad klärt die aus der Kindheit stammenden Gefühle und passt sie den veränderten Bedingungen an. Sie löst starre Denkstrukturen und Verhaltensweisen.

Klein Streepzaad bringt Aktivität und Ruhe ins Gleichgewicht und sorgt für neue Kraft. Die Energiespeicher im Körper werden wieder aufgefüllt.

Klein Viltinkszwam, Coprinus xanthotrix, Tintling

Leitgedanken: alte Gefühle loslassen

Typen der Gruppe Kleine Viltinkszwam fühlen sich verletzlich und sind beschwert durch alten Gefühle.

Die Pilzessenz Kleine Viltinkszwam schenkt gefühlsmäßige Stärke. Sie hilft, alte Gefühle loslassen zu können.

Komkommerkruid, Borago officinalis, Borretsch

Leitgedanken: Hoffnung, Lebensmut

Komkommerkruid-Menschen leiden unter einem schweren Verlust. Dabei kommt es nicht darauf an, ob es sich um eine materielle Lücke oder etwa den Tod eines Angehörigen handelt. Sie tun sich schwer, Schicksalsschläge anzunehmen und zu verarbeiten.

Die Blütenessenz Komkommerkruid ist sozusagen Balsam für das Herz. Sie bringt Lebensfreude und Hoffnung zurück und hilft, allen Widrigkeiten zu trotzen, so dass man sein Schicksal annehmen und daran wachsen kann.

Kruidje-Roer-Me-Niet, Mimosa pudica, Mimose
Leitgedanken: Raum für sich haben

Menschen vom Schlage Kruidje-Roer-Me-Niet fühlen sich von anderen „aufgefressen", sie sind ständig mit den Problemen anderer beschäftigt und finden kaum Zeit und Ruhe für sich selbst.

Die Blütenessenz Kruidje-Roer-Me-Niet bringt Klarheit und Stärke in Geist und Seele. Sie schenkt einen eigenen Raum, in dem man sich entfalten kann. Sie hilft, sich anderen gegenüber abzugrenzen und die eigenen Bedürfnisse zu erkennen. So kann man Unterstützung und Liebe frei annehmen.

Mycena, mycena polygramma, Helmling
Leitgedanken: Erdung und Reinigung

Mycena-Menschen haben das Gefühl, ihre Welt liege in Trümmern. Sie befinden sich einer schwierigen Situation oder kämpfen mit schwerwiegenden Erfahrungen, die sie erst verarbeiten müssen.

Die Pilzessenz Mycena besitzt die Energie der Kobolde. Sie bringt Erdung und Reinigung, hilft, schwierige Situationen zu meistern und nachhaltige Erlebnisse zu verdauen.

Mycena steht unter dem Einfluss des Planeten Pluto.

Paarse Dovenetel, Lamium purpureum, Rote Taubnessel
Leitgedanken: zwischenmenschliche Beziehungen, Aufräumen

Den Menschen der Gruppe Paarse Dovenetel sind die Dinge über den Kopf gewachsen. In ihrem Leben herrscht nicht selten das Chaos. Ebenso geht es ihnen auf geistiger Ebene: Das Zusammenspiel von Körper, Seele und Geist liegt in völligem Durcheinander.

Die Blütenessenz Paarse Dovenetel schenkt Klarheit und Ordnungssinn. Sie reinigt die eigene Energie, so dass diese ungehindert fließen kann. Paarse Dovenetel hilft, ein liebevolles, zufriedenes Leben zu führen und sich um die eigene Umgebung zu kümmern.

Papegaaieblad, Althernanthera dentata, Papageienblatt
Leitgedanken: höhere Wahrheit in der Realität verankern

Papagaaieblad-Menschen haben Angst, ihre Gefühle auszudrücken. Oft verstellen sie sich, wenn andere in der Nähe sind und tragen eine undurchdringliche Maske.

Papagaaieblad-Essenz unterstützt dabei, das zu tun, woran man glaubt. Sie hilft, man selbst zu bleiben und zu sich zu stehen, Gedanken und Gefühle nicht zu verstecken, sondern frei nach außen zu tragen.

Purple Flower, Centratherum punctatum
Leitgedanken: das eigene Licht strahlen lassen

Purple Flower-Menschen sind Vernunftmenschen, die sich der Kräfte der Natur nicht bewusst sind.

Purple Flower-Essenz erleichtert das Denken und hilft, Beschwerendes loslassen zu können. So wird der Kopf frei, und der Verstand kommt zur Ruhe. Purple Flower öffnet für die Kräfte der Natur und lässt das Licht des eigenen Wesens in die verschiedenen Reiche hineinstrahlen.

Reuzenbalsemien, Impatiens glandulifera, Drüsentragendes Springkraut
Leitgedanken: Geduld, Anpassung, innere Ruhe

Reuzenbalsemien-Typen sind hektisch und ungeduldig. Die Eile und Unruhe, die sie antreibt, geht allerdings von ihnen selbst aus.

Reuzenbalsemien-Essenz bringt Geduld und Ruhe. Sie stärkt das Verständnis für andere Menschen, die einem anderen Zeitrhythmus folgen als man selbst.

Rode Bosvogeltje, Cephalanthera rubra, Rotes Waldvögelchen

Leitgedanken: Verbindung zum höheren Selbst

Menschen der Gruppe Rode Bosvogeltje lassen sich leicht beeinflussen. Sie haben nur wenig Selbstvertrauen und werden oft übergangen oder missachtet. So haben sie Schwierigkeiten, ihren eigenen Weg zu gehen.

Die Orchideenessenz Rode Bosvogeltje hilft, den eigenen Weg unbeirrt zu beschreiten. Sie schenkt Selbstbewusstsein und Selbstwertgefühl. Rode Bosvogeltje schärft den Blick für die Wirkung, die man auf seine Umwelt ausübt.

Rode Bosvogeltje hilft Heilern, sich für das höhere Selbst zu öffnen und daraus Energie zur Heilung zu schöpfen.

Sneeuwklokje, Galanthus nivalis, Schneeglöckchen

Leitgedanken: Einfachheit, Neubeginn, Unschuld

Sneeuwklokje-Menschen sind niedergedrückt. Ursache sind Schmerzen oder Trauer, die häufig dadurch verursacht wurden, dass sie sich selbst verleugnet haben.

Die Blütenessenz Sneeuwklokje hilft, die eigene Schönheit wiederzufinden. Sie zeigt Licht am Ende des Tunnels und unterstützt dabei, alten Ballast abzuwerfen, so dass man sich unbeschwert fühlen kann. Sneeuwklokje-Essenz befreit von Schmerz und Dunkelheit. Sie bringt Freude und Energie.

Stinkende Gouwe, Chelidonium majus, Schöllkraut

Leitgedanken: Anpassungsfähigkeit, Gelassenheit

Menschen der Gruppe Stinkende Gouwe haben das Gefühl, zwischen ihnen und den anderen Menschen sei eine Mauer. Sie tragen Gefühle mit sich herum, die die zwischenmenschlichen Beziehungen ersticken und vergiften.

Die Blütenessenz Stinkende Gouwe verbessert die Beziehung zu anderen Menschen und klärt die Gefühle. Sie bringt Zufriedenheit und Entschlusskraft, sorgt dafür, dass sich alles zum Guten wendet.

Teunisbloem, Oenothera lamarckiana, Nachtkerze
Leitgedanken: schöpferische, männliche Energie

Teunisbloem-Typen fallen immer wieder in alte Muster gestörter Sexualität, die zum Beispiel durch schwere Erschütterungen ausgelöst wurden. Sie können ihre Gefühle nur schwer ausdrücken und vermeiden es daher, über derartige Dinge zu sprechen.

Teunisbloem-Essenz schenkt Selbstvertrauen. Sie hilft, Worte für Gefühle zu finden und mit anderen darüber zu sprechen. Sie stärkt die schöpferische Kraft des Mannes und lehrt sie, die inneren weiblichen Anteile ihres Selbst zu schätzen. Teunisbloem steht unter dem Einfluss der schöpferischen Kraft des Mondes.

Vingerhoedskruid, Digitalis purpurea, Fingerhut
Leitgedanken: über das Verstehen hinausgehen

Vingerhoedskruid-Menschen sind in alten Verhaltensmustern und Überzeugungen verhaftet, die nicht so recht zur ihrer veränderten Lebenssituation passen wollen. Sie tun sich allerdings schwer, diese alten Gewohnheiten abzulegen. Vielfach sind sie ernst, ihnen fehlt das spielerische Element im Leben.

Das Blütenmittel Vingerhoedskruid verschafft Zugang zu neuen Quellen, zum Beispiel zu den eigenen Träumen. Es eröffnet nach und nach die Denkweise jenseits des Verstandes und stellt eine Verbindung zum höheren Selbst her. Vingerhoedskruid bringt Freude, Vergnügen und Wohlbefinden, so dass alte Gewohnheiten und Verhaltensweisen überwunden werden können.

Wijnruit, Ruta graveolens, Weinraute
Leitgedanken: spiritueller und psychischer Schutz

Wijnruit-Menschen sind überkorrekt und pedantisch. Vielfach leiden sie unter allerlei Befindlichkeitsstörungen. Ursache dafür ist seelischer Ballast, von dem sie sich nicht trennen können.

Die Blütenessenz Wijnruit verleiht seelischen und spirituellen Schutz. Vor allem, wenn jemand versucht, durch Störungen oder spirituelle Einflüsse, Energie abzusaugen. Wijnruit hilft, die Widrigkeiten des Lebens lockerer zu nehmen und sich nicht mit Übergenauigkeit zu belasten.

Wilde Bertram, Achillea ptarmica, Sumpfschafgarbe

Leitgedanken: Schutz, Lebensaufgabe, Integrität

Wilde Bertram-Typen sind verschlossen und ängstlich. Sie lassen sich durch die Ansprüche anderer von ihren eigenen Bedürfnissen ablenken. Die Blütenessenz Wilde Bertram bringt innere Ruhe, die es möglich macht, klar und zielgerichtet den Lebensweg zu gehen. Wilde Bertram schützt bei der Entfaltung der persönlichen Kraftreserven und hilft, die eigenen Lebensaufgabe zuerst wahrzunehmen.

Yellow Star Tulip, Calochortus monophylllus, Gelbe Mormonentulpe

Leitgedanken: Selbstverwirklichung

Sensible Menschen, denen Klarheit über ihren weiteren Weg fehlt, sind typische Vertreter der Yellow Star Tulip-Gruppe. Sie vergraben ihre wahren Gefühle tief in sich und verlieren so oft selbst den Bezug dazu.

Die Blütenessenz Yellow Star Tulip hilft, Gefühle und Empfindungen wiederzuentdecken. Sie schenkt Vertrauen in Veränderungen, so dass die Dinge bewältigt werden können, die einem wirklich am Herzen liegen.

Fertige Mischungen

Bescherming

Leitgedanken: Schutz und Entwicklung

Bescherming ist eine Blütenessenzmischung, die Schutz bietet. Sie hilft, die innere Mitte zu bewahren, auch wenn man sich in einer anstrengenden Situation befindet. Die Mischung ist hilfreich bei der Weiterentwicklung, die Veränderung notwendig macht und sehr schmerzhaft sein kann.

- *Wilde Bertram,* die Schutz bietet und den eigenen Weg erkennen lässt
- *Stinkende Gouwe,* die Gelassenheit schenkt und Anpassung fördert
- *Wijnruit,* für spirituellen Schutz
- *Kruidje-Roer-Me-Niet,* um Raum für sich selbst zu haben

Liefde

Leitgedanken: Schutz und Entwicklung

Die Essenzmischung Liefde erweckt die Liebe für sich, andere und die Erde. Sie hilft bei der Erdung und öffnet das Herz. Ein kraftvoller Helfer, der mit dem höheren Licht und dem Engel der Liebe verbindet.

● *Komkommerkruid,* bringt Hoffnung und Lebensmut
● *Vingerhoedskruid,* bringt Freude und Leichtigkeit
● *Stinkende Gouwe,* für mehr Gelassenheit
● *Klaproos,* schenkt Herzenswärme und erweckt die innere Frau
● *Paarse Dovenetel,* vertieft zwischenmenschliche Beziehungen
● *Sneeuwklokje,* um alte belastende Gefühle loslassen zu können
● *Yellow Star Tulip,* lehrt, sich als gefühlvolles Wesen wahrzunehmen und zu verstehen

Regenboog

Leitgedanken: Erweiterung und neue Impulse

Die Essenzmischung Regenboog schlägt eine Brücke zwischen Himmel und Erde. Sie öffnet den Horizont und macht bereit für neue Erfahrungen, stärkt die schöpferische Kraft und fördert die Weiterentwicklung. Regenboog öffnet alle Chakren und hilft, Grenzen, die die Entwicklung blockieren, zu sprengen.

● *Komkommerkruid,* bringt Lebensfreude und Mut
● *Reuzenbalsemien,* bringt Ruhe, Ausdauer und Toleranz
● *Judaspenning,* um materielle und geistige Bedürfnisse ins Gleichgewicht zu bringen
● *Paarse Dovenetel,* um den Energiefluss zu reinigen und Ordnung in das Leben zu bringen
● *Klaproos,* um Seele und Körper in Einklang zu bringen

Terra

Notfallmischung

Die Essenzmischung Terra ist eine Notfallmischung. Sie bringt Frieden und Ruhe in angespannte Situationen, sorgt für Stärke unter schwierigen Umständen.

Von der Mischung Terra gibt man fünf Tropfen aus der Vorratsflasche unter die Zunge. Es ist hilfreich, die Flasche festzuhalten, bis die Anspannung nachlässt. Ebenso ist es möglich, vier Tropfen der Mischung direkt an der betroffenen Stelle auf die Haut zu geben.

- *Engelwortel,* für Schutz und tiefes Gottvertrauen
- *Bosrank,* um fest im Hier und Jetzt zu stehen
- *Mycena,* um mit der Erde fest verbunden zu sein und um schwer Verdauliches abzulegen
- *Rode Bosvogeltje,* bringt Kraft aus dem höheren Selbst
- *Yellow Star Tulip,* schenkt Vertrauen in die eigenen Gefühle

Findhorn Flowers – Essenzen aus Schottland

Die Findhorn-Gemeinschaft in Schottland gibt es schon seit mehreren Jahrzehnten. Hier wird ein besonderer Weg beschritten, Mensch und Natur miteinander in Einklang zu bringen. Seit 1992 werden in Findhorn auch Blütenessenzen hergestellt, und zwar nach der von Edward Bach entwickelten Sonnen-Methode. Das verwendete Wasser stammt aus heiligen Quellen.

Gefunden wurden die schottischen Wildblumen von Marion Leigh. Unterstützt wurde sie dabei von Naturgeistern und den Engeln, den göttlichen Erbauern, die nach ihrer Ansicht das Dasein jeder Pflanze erst ermöglichen.

Für die Anwendung der Essenzen gibt man sieben Tropfen aus der Vorratsflasche in eine Einnahmeflasche und füllt mit drei Teilen Wasser und einem Teil Brandy auf. Hiervon nimmt man täglich dreimal sieben Tropfen ein. Die Anwendung dauert üblicherweise zwei Wochen. Zusätzlich zu den Essenzen gibt es auch fertige Kombinationen.

Findhorn Flower Essences

Apple, Malus sylvestris, Apfel
Leitgedanken: höhere Ziele und der Wille zum Guten
Apple-Menschen sind sich über ihre eigenen Fähigkeiten nicht im Klaren. Ständig zweifeln sie, ob das, was sie tun, auch das Richtige ist, und misstrauen ihrer Intuition. Sie haben einen Hang zu niederen Begierden, Macht und Überlegenheit und sind sexuell unausgeglichen.

Apple-Essenz hilft, die eigenen Ziele und Bedürfnisse zuversichtlich anzugehen. Sie fördert die innere Stärke und Selbstdisziplin. Apple lehrt Demut und stärkt den Gehorsam gegenüber dem göttlichen Willen.

Balsam, Impatiens glandulifera, Drüsentragendes Springkraut
Leitgedanken: Freundschaft und Vertrauen
Balsam-Typen haben Angst vor der Einsamkeit und fürchten sich davor, die Liebe anderer zu verlieren. Sie fühlen sich entwurzelt und heimatlos und tun sich schwer damit, ihre eigenen Bedürfnisse zu erkennen.

Balsam-Essenz fördert die Verbindung zur Natur und ihren Kräften. Sie hilft, sich im eigenen Körper wohlzufühlen und ein gesundes Selbstbewusstsein zu entwickeln. Sie schärft das Bewusstsein für die eigenen Bedürfnisse und die anderer.

Bell Heather, Erica cinerea, Grauheide
Leitgedanken: Stabilität und Selbstvertrauen
Bell Heather-Menschen leiden unter Stimmungsschwankungen. Es fällt ihnen schwer, ein Lebensziel ins Auge zu fassen und darauf hinzuarbeiten. Sie erwecken einen schwankenden, zerbrechlichen Eindruck.

Bell Heather hilft nach traumatischen Erlebnissen oder extremen Stress-Zuständen, die innere Ausgeglichenheit und Stärke wiederzufinden. Die Essenz festigt das Selbstbewusstsein und gibt Vertrauen in die eigenen Fähigkeiten. Sie hilft, unbeirrt den eigenen Weg zu gehen.

Birch, Betula pendula, Weißbirke
Leitgedanken: Wahrnehmung und Weitblick
Birch-Menschen sind verhaftet in engen Denkmustern. Sie haben Schwierigkeiten, neue Verhaltensweisen zu lernen, und wiederholen häufig dieselben Fehler. Sie neigen zu Tagträumereien und leben oft in Vergangenheit oder Zukunft.

Birch-Essenz schärft die Wahrnehmung und erweitert die Grenzen des Bewusstseins. Die kosmischen Zusammenhänge werden erkennbar, so dass man inneren Frieden finden kann. Man gelangt zum Licht des Verstandes und entwickelt Kontakt zum universellen Geist.

Broom, Cytisus scoparius, Besenginster
Leitgedanken: Klarheit und Erleuchtung
Broom-Menschen machen einen verwirrten und konfusen Eindruck. Sie lassen einen deutlichen Mangel an Koordination erkennen und haben Schwierigkeiten, sich mitzuteilen.

Broom-Essenz bringt Licht in das Bewusstsein. Sie fördert die geistige Klarheit und Konzentration. So gelangt man zu Entscheidungsfähigkeit. Die Essenz schenkt die Fähigkeit, die Intuition zu erkennen und ihr zu vertrauen.

Daisy, Bellis perennis, Gänseblümchen

Leitgedanken: Unschuld und Würde

Daisy-Typen sind wirr, launisch und empfindlich. Sie sind unkonzentriert und lassen sich schnell ablenken. Außerdem fürchten sie, die Kontrolle zu verlieren. Sie „schweben in den Wolken" und sind gleichgültig anderen gegenüber.

Die Blütenessenz Daisy stärkt stabiles In-sich-ruhen, wenn das Leben turbulent wird. Sie fördert das Schaffen eines inneren Raumes, in dem man sich ausruhen kann und verletzlich sein darf. Daisy verhilft zu spielerischem Handeln, Leichtigkeit und der Wiederentdeckung der Unschuld.

Globe-Thistle, Echinops sphaerocephalus, Kugeldistel

Leitgedanken: Ganzheit und Erleichterung

Globe-Thistle-Menschen fühlen sich als Opfer unglücklicher Umstände. Sie fühlen sich an das Rad des Lebens gefesselt und empfinden ihr Leben als Martyrium. Dabei sind sie ständig mit ihrem persönlichen Leiden beschäftigt. Zudem neigen sie zu Suchtverhalten und Maßlosigkeit, sind neidisch und missgünstig.

Die Blütenessenz Globe-Thistle hilft, die Ordnung des Lebens und der Evolution zu erkennen. So führt sie zu innerer Stärke und lässt bereitwillig Opfer bringen, um den eigenen Weg unbelastet zu beschreiten.

Grass of Parnassus, Parnassia palustris, Sumpfherzblatt

Leitgedanken: Klarheit und Gelassenheit

Grass of Parnassus-Menschen werden von starken Gefühlen, Angst oder ihrer Verletzlichkeit niedergedrückt. Sie bauen hohe Mauern in sich auf, denn sie haben das Bedürfnis, sich vor den eigenen Gefühlen zu schützen.

Die Blütenessenz Grass of Parnassus schafft inneren Frieden und stärkt die spirituelle Aufnahmefähigkeit. Sie verwandelt die kraftvollen universellen Energien in sanfte Schwingungen, die die Seele erheben und das Herz öffnen.

Harebell, Campanula rotundifolia, Glockenblume

Leitgedanken: Vertrauen und Erfolg

Harebell-Menschen sind mit sich und ihrer Umgebung nicht in Einklang. Sie haben eine ausgeprägte Angst vor Armut und Mangel und streben daher nach materiellen Gütern.

Die Blütenessenz Harebell hilft, sich vom materiellen Besitzdenken zu lösen und sich für den Geist der Fülle zu öffnen. Sie schenkt die Gewissheit, dass Überfluss vorhanden ist, dass man sich vor Armut nicht zu fürchten braucht. Diese Essenz bringt Gleichgewicht und Selbstvertrauen so dass man frei sein kann, im Nehmen und im Geben.

Hazel, Corylus avellana, Haselnuss

Leitgedanken: Freiheit und Befreiung

Hazel-Menschen verwenden sehr viel Energie darauf, ihr Leben genauestens zu planen und vergangenen Dingen nachzutrauern. Sie sind verbittert und frustriert, weil manches in ihrer Vergangenheit nicht zu ihrer Zufriedenheit verlaufen ist. Sie sind nicht in der Lage, diesen Kreis zu durchbrechen und einen Neuanfang zu wagen.

Hazel-Essenz bringt die Gegenwart wieder zu Bewusstsein und hilft, die Fesseln der Vergangenheit abzustreifen, so dass man das Leben im Jetzt genießen kann.

Holy-Thorn, Crataegus, Weißdorn

Leitgedanken: Wiedergeburt und Schöpfung

Holy-Thorn-Typen sind erfüllt von der Angst vor Zurückweisung. Deshalb unterdrücken sie ihr wahres Selbst und gehen Freundschaften aus dem Weg. Sie blockieren sich allerdings dabei selbst und schwächen ihre schöpferischen Kräfte.

Die Blütenessenz Holy-Thorn öffnet das Herz für die Liebe, schafft Wärme und Mitgefühl. Sie hilft, sich selbst und andere zu akzeptieren und Nähe zuzulassen.

Iona Pennywort, Umbilicus rupestris, Felsen-Venusnabel

Leitgedanken: Weitsicht und Durchschaubarkeit

Menschen vom Schlage Iona Pennywort leugnen und fürchten die dunklen Seiten ihrer Persönlichkeit. Illusion und Selbstbetrug sind die Folgen. Trotzdem sind sie fasziniert von dämonischen Kräften und allem Übernatürlichen. Sie neigen zu Heimlichtuerei und dazu, die Wahrheit zu verzerren oder zu verschleiern.

Iona Pennywort-Essenz bringt die Klarheit des Lichts zu Bewusstsein und die Erkenntnis, dass Schatten notwendige Begleiter des Lichts sind.

Lady's Mantle, Alchemilla vulgaris, Frauenmantel

Leitgedanken: Allwissenheit und Bewusstsein

Lady's Mantle-Menschen sind nicht gewillt – oder unfähig – ihr Unbewusstes wahrzunehmen. Dadurch beschränken sie ihren bewussten Verstand. Sie sind Vernunftmenschen, denen es an Fantasie fehlt.

Die Blütenessenz Lady's Mantle bringt das Äußere und Innere des Menschen in Einklang. Sie erzeugt ein tieferes Bewusstsein, und vereint rationales Denken mit spiritueller Weisheit.

Laurel, Prunus lusitanica, Lorbeer

Leitgedanken: Einfallsreichtum und Ausdruck

Laurel-Typen geben schnell auf und haben große Angst vor Risiken. So zögern sie häufig und tun sich schwer damit, eine Entscheidung zu fällen. Oft bleiben ihre Talente und Fähigkeiten dabei auf der Strecke und sie kommen im Leben nicht recht weiter.

Laurel-Essenz macht innerlich stark, so dass man die eigenen Fähigkeiten besser nutzen kann, um Ideen und Vorstellungen in die Tat umzusetzen.

Lime, Tilia platyphyllos, Sommerlinde

Leitgedanken: Einheit und Vielseitigkeit

Lime-Menschen sind intolerant und voller Vorurteile. Ihre ausgeprägte Ichbezogenheit entspringt allerdings einem niedrigen Selbstwert und dem Gefühl der Ohnmacht gegenüber anderen. Sie fürchten sich ständig davor, beherrscht zu werden.

Das Blütenmittel Lime öffnet das Herz für Licht und Liebe des eigenen universellen Wesens. Es schärft den Blick für die Gesamtheit, so dass man sich als Teil der Gruppe empfindet und vertrauensvoll Beziehungen zu anderen Menschen aufbauen kann.

Mallow, Lavatera, Malve
Leitgedanken: Ausrichtung und Abstimmung

Mallow-Typen trennen zwischen Gedanken und Gefühlen. Ihre Gedanken drehen sich häufig im Kreis. Sie sind unharmonisch und schwankend, tun sich schwer, freundschaftliche Beziehungen zu knüpfen, sind unhöflich und redselig, hartnäckig und bisweilen ungeschickt.

Mallow-Essenz bringt Gedanken und Gefühle in Einklang, öffnet den Verstand für die Kraft des Herzens.

Monkey Flower, Mimulus guttatus, Gefleckte Gauklerblume
Leitgedanken: persönliche Kraft und seelische Einflüsse

Menschen, die zur Monkey Flower-Gruppe gehören, können schlecht „nein" sagen. Sie halten sich für egoistisch und glauben, ihre Taten entsprängen niederen Beweggründen. So fürchten sie, für ihre Handlungen zur Rechenschaft gezogen zu werden, quälen sich mit Selbstvorwürfen.

Monkey Flower-Essenz hilft, der Eingebung zu folgen und zu den eigenen Taten zu stehen, frei von Ängsten zu handeln.

Ragged Robin, Lychnis flos-cuculi, Kuckucksblume
Leitgedanken: Lauterkeit und innere Reinigung

Ragged Robin-Typen können ihre Kräfte nicht bestmöglich nutzen, denn sie leiden unter Vergiftungserscheinungen, die durch Umwelteinflüsse hervorgerufen wurden.

Ragged Robin reinigt Körper und Geist, so dass die Lebensenergie wieder frei fließen kann.

Rose Alba, Rosa alba, Alba Rose

Leitgedanken: Allmacht und Liebeswillen

Rose Alba-Menschen missbrauchen ihre Macht, sind diktatorisch und autoritär. Ihre guten Eigenschaften werden untergraben von erlernten Verhaltensmustern und einem Mangel an Mitgefühl. Sie sind arrogant und stolz. Sie neigen dazu, andere vorschnell zu verurteilen.

Das Blütenmittel Rose Alba bringt spirituelle Einsicht und Verständnis für die universellen Wahrheiten. So kommen die guten Eigenschaften wieder zum Vorschein: Führungsqualitäten, Ehrlichkeit und natürliche Autorität ohne Zwang.

Rose Water Lily, Nymphaea, Rosa Seerose

Leitgedanken: Anwesenheit und Himmelfahrt

Rose Water Lily-Menschen fühlen sich von Gott verlassen. Sie finden keinen geistigen Beistand mehr und glauben sich verloren auf ihrem Weg zur Erlösung.

Die Blütenessenz Rose Water Lily bringt Licht ins Dunkel. Sie verhilft zu spiritueller Weiterentwicklung und der Wahrnehmung göttlicher Liebe und das Geheimnis des Daseins mit Hingabe zu erfüllen.

Rowan, Sorbus aucuparia, Eberesche

Leitgedanken: Vergebung und Versöhnung

Menschen, die zur Rowan-Gruppe gehören, klammern sich an alte und Vergangenes. Sie tun sich schwer damit, anderen und sich selbst Fehler zu verzeihen. So neigen sie zu selbstzerstörerischem Verhalten und starkem Selbstmitleid.

Rowan-Essenz schenkt die Fähigkeit der Vergebung. So kann man sich selbst und anderen verzeihen, und alte Wunden können endlich heilen. Aus Fehlern der Vergangenheit kann Nutzen gezogen werden und man kann mit sich und der Welt wieder Frieden schließen.

Scots Pine, Pinus sylvestris, Kiefer

Leitgedanken: Wahrheit und Einsicht

Scots Pine-Menschen brauchen ständig Bestätigung von anderen. Sie misstrauen ihrer Eingebung. Sie sind unentschlossen und verschließen sich gegen ihre innere Stimme.

Scots Pine-Essenz öffnet den Verstand für die alten Weisheiten der Natur. Sie lässt die innere Stimme laut werden, so dass sie wahrgenommen wird.

Scottish Primrose, Primula scotica, Primel

Leitgedanken: Frieden und vorbehaltlose Liebe

Angst, Panik, Schock und Hysterie sind Scottish Primrose-Zustände. Die Menschen sind in großer Furcht, in schwere Konflikte verstrickt oder innerlich zerrissen.

Scottish Primrose-Essenz bringt inneren Frieden, Stille im Herzen und stellt die natürliche Harmonie wieder her.

Sea Pink , Armeria maritima, Grasnelke

Leitgedanken: Harmonie und Einheitlichkeit

Sea Pink-Menschen fühlen sich ausgebrannt und überlastet. In den verschiedenen Körpern finden sich Blockaden, die den Energiefluss behindern. Sie sind ständig auf der Suche nach neuen stimulierenden Erfahrungen und werden von niederen Begierden getrieben.

Sea Pink harmonisiert den Energiefluss zwischen den Körpern,sowie Kronen- und Basis-Chakra. Die Essenz erweckt die Kundalini-Kraft, die die Energieräder (Chakren) zum Schwingen bringt. Sea Pink bringt Körper und Seele in Einklang.

Sea Rocket, Cakile maritima, Meersenf

Leitgedanken: Erneuerung und Vorsorge

Menschen der Gruppe Sea Rocket sind unzufrieden. Sie haben das Gefühl, weder ihre seelischen noch die körperlichen Bedürfnisse befriedigen zu können. Sie leben in ständiger Furcht vor Knappheit. So neigen sie dazu, Dinge zu horten, Vorräte anzulegen, und veranstalten regelrechte Kauforgien.

Die Essenz Sea Rocket schenkt das Wissen, dass Überfluss vorhanden ist. So kann man voller Vertrauen geben und nehmen. Sea Rocket verhilft zu der Gewissheit, dass alle Bedürfnisse befriedigt werden.

Silverweed, Potentilla anserina, Gänsefingerkraut
Leitgedanken: Einfachheit und Selbstverwirklichung
Typen der Silverweed-Gruppe sind selbstsüchtige und engstirnige Menschen. Sie sind gierig und können kaum Maß halten.
Silverweed-Essenz bringt die Freude an den einfachen Dingen zurück. Sie verhilft zu Selbstdisziplin und Demut und schafft so die Voraussetzung zur Selbstverwirklichung.

Snowdrop, Galanthus nivalis, Schneeglöckchen
Leitgedanken: Hingabe und Unsterblichkeit
Snowdrop-Menschen haben eine negative Gesamteinstellung. Sie neigen zu Selbstzerstörung und leiden unter Angst vor Tod und Sterben. Vielfach sind sie melancholisch, depressiv oder sind jahreszeitlich bedingten Stimmungswechseln unterworfen.
Das Blütenmittel Snowdrop bringt das Wissen um das ewige Selbst und das Akzeptieren des Todes als Weg der Befreiung. Es hilft, mit früheren Ereignissen oder Unglücksfällen abzuschließen, verschafft Hoffnung und Optimismus für die Zukunft.

Spotted Orchid, Dactyorrhiza fuchsii, Knabenkraut
Leitgedanken: Perfektion und kreativer Ausdruck
Spotted Orchid-Typen hängen an alten Dingen aus früheren Zeiten. Sie tun sich schwer damit, „über den Tellerrand" zu blicken. Sie sind sehr selbstbezogen und zynisch. Oft haben sie das Gefühl, festzustecken und nicht von der Stelle zu kommen.
Die Blütenessenz Spotted Orchid bringt Inspiration und Schaffensfreude. Sie hilft, das Beste im Menschen und in den Dingen zu sehen.

Stonecrop, Sedum anglicum, Fetthenne

Leitgedanken: Umschwung und Überschreitung der Grenzen

Stonecrop-Menschen stemmen sich gegen jede Veränderung und sind mit der Vergangenheit fest verhaftet. Dadurch stehen sie still auf ihrem Lebensweg, werden träge und mitunter trotzig. Oft sind sie einsam.

Stonecrop-Essenz bringt Erleuchtung und Gnade. Sie fördert das Sprengen der Grenzen des Bewusstseins. Die Essenz verhilft zu innerer Ruhe, während man die Grenzen der Transformation durchbricht und sich auf seinem Weg weiterentwickelt.

Sycamore, Acer pseudoplatanus, Bergahorn

Leitgedanken: Sanftheit und Wiederbelebung

Menschen der Sycamore-Gruppe sind vollkommen ausgelaugt. Sie leiden unter zu hoher Dauerbelastung und Stress im Alltag oder im Berufsleben oder sind spirituellen Prüfungen unterworfen.

Sycamore-Essenz bringt frische Energie, Geduld und Ausdauer. Sie gibt Mut, neue Herausforderungen anzunehmen, Flexibilität bei Stress und hilft, die Grenzen rechtzeitig zu setzen.

Thistle, Cirsium vulgare, Kratzdistel

Leitgedanken: Mut und Selbst-Ermächtigung

Thistle-Menschen fühlen sich bedroht und machtlos. Voller Furcht sind sie in schwierigen Situationen handlungsunfähig und neigen zu unüberlegten Reaktionen (Kampf, Flucht).

Die Blütenessenz Thistle hilft, in schwierigen Zeiten wahren Mut zu fassen und entschlossen zu handeln. Sie bringt Tapferkeit und Zuversicht.

Valerian, Valeriana officinalis, Echter Baldrian

Leitgedanken: Humor und Jubel

Valerian-Typen sind düsterer Stimmung, denn sie haben oft Sorgen und nehmen das Leben ein wenig zu ernst. Es mangelt ihnen an Humor, harte Arbeit und Stress setzen ihnen zu.

Valerian-Essenz bringt Licht und Freude ins Leben. Alles wird etwas leichter und man kann wieder über sich selbst lachen.

Water Cress, Nasturtium officinale, Wasserkresse
Leitgedanken: Wohlergehen und Annahme

Menschen, die zur Water Cress-Gruppe gehören, fühlen sich schwer und niedergedrückt, nicht selten sind sie krank. Ursache sind Umweltgifte und ausschweifende Lebensführung, die zu Blockaden im Organismus oder im Gemüt führen.

Das Blütenmittel Water Cress reinigt Körper und Geist. Es entgiftet und verschafft gute Gesundheit, stärkt das Immunsystem, so dass die Reinheit des Körpers das Licht der Seele widerspiegelt.

Wild Pansy, Viola tricolor, Wildes Stiefmütterchen
Leitgedanken: Klangfülle und Strahlen

Wild Pansy-Typen fühlen sich verwirrt und haltlos, weil die Energiekanäle, die Herz und Verstand verbinden, durch Blockaden unterbrochen werden. Der Energiefluss ist gestört, man verliert seine Orientierung.

Die Wild Pansy-Essenz bringt Klarheit in Körper und Seele. Sie löst die Blockaden, so dass die göttliche Energie wieder frei fließen kann.

Willowherb, Chamaenerion angustifolium, Waldweidenröschen
Leitgedanken: Kraft und Selbstbestimmung

Willowherb-Menschen sind aufbrausend und werden leicht wütend. Sie halten sich selbst für den „Nabel der Welt" und sind ausgesprochene Macht-Menschen.

Die Blütenessenz Willowherb bringt Selbstbeherrschung und Diplomatie. Sie zähmt überschäumendes Temperament und hilft, verantwortungsvoll mit Macht umzugehen.

Fertige Mischungen

Clear-Light

Die Blütenessenzmischung Clear-Light enthält sechs Mittel, die gemeinsam eingesetzt werden, um einen klaren Geisteszustand zu erlangen, Herz, Körper und Verstand aufeinander einzustimmen, um innere Führung zu bekommen und durch die Hilfe der spirituellen Welt sein Leben in Einklang mit dem göttlichen Plan zu bringen.

● *Broom,* für geistige Klarheit und Sammlung
● *River Findhorn,* um sich mit dem Ursprung zu verbinden und sich von persönlichen Hemmnissen zu befreien
● *Wild Pansy,* um die Aufnahmefähigkeit zu verbessern, so dass höhere Weisheit frei in das Herz fließen kann
● *Birch,* das den Geist erleuchtet und die inneren Visionen schärft
● *Scots Pine,* verbessert die Fähigkeit zuzuhören, bringt innere Führung und hilft, den Lebensweg zu finden
● *Rose alba,* bringt die guten Eigenschaften hervor und erleichtert die Annahme der spirituellen Führung

Karma Clear

Die Blütenessenzmischung Karma Clear hilft, die Ursachen der Beschwernisse des Lebens zu erkennen. Vorhersehen der Zukunft und vor allem das Verstehen der Vergangenheit tragen dazu bei, Verhaftungen, aus früherer Zeit, die Schmerz, Unglück und Krankheit hervorbringen, zu erkennen und aufzulösen.

● *Birch,* um Einsicht in Vergangenheit und Zukunft zu gewinnen, so dass die Ursachen eines Problems erfasst werden können
● *Snowdrop,* um neue Hoffnung zu schöpfen und den Weg ins Licht durch Hingabe und Loslösung zu erleichtern
● *Rowan,* um Ärger und Schmerz zu lösen und alte Wunden zu heilen und die Fähigkeit der Vergebung zu unterstützen
● *Holy-Thorn,* um das Herz für Liebe und Mitgefühl zu öffnen

Life Force

Die Blütenessenzmischung Life Force bringt frische Energie und stärkt das Immunsystem. Wenn man sich vor Erschöpfung nicht mehr zu neuen Taten aufraffen kann, bringt Life Force die Lebenskraft zurück.

- *Gorse,* für Freude und Vitalität
- *Elder,* um die natürlichen Erneuerungskräfte des Körpers zu stärken
- *Sycamore,* um innere Kraftreserven zu erschließen
- *Valerian,* um aufzumuntern und die Lebensfreude zurückzugewinnen
- *Grass of Parnassus,* um die Energien der universellen Quelle freizusetzen und verfügbar zu machen

Revelation

Die Blütenessenzmischung Revelation enthält vier Mittel, die gemeinsam eingesetzt werden, um innere Wandlung und die innere Stärke zu erlangen, den eigenen Weg fortzusetzen.

- *Stonecrop,* um in Zeiten der Wandlung innere Stille zu bewahren
- *Snowdrop,* um sich der Suche nach dem ewigen inneren Licht hingeben zu können
- *Holy-Thorn,* um das Herz für Liebe und Verständnis zu öffnen
- *Hazel,* um den Geist des Zukünftigen fassen zu können, die Vergangenheit ohne Groll zu verlassen

Spiritual Marriage

Die Blütenessenzmischung Spiritual Marriage öffnet den Menschen für die Freiheit und Freude einer wahren Beziehung. Spiritual marriage bringt die Energien in Fluss und harmonisiert die widerstreitenden Teile des Menschen: Herz und Kopf, Verstand und Liebe, Wille und Weisheit, Männliches und Weibliches.

- *Apple,* um die schöpferische Willenskraft zu fördern
- *Holy-Thorn,* um das Herz für die Liebe und Vertrautheit zu öffnen und das wahre Selbst auszudrücken
- *Mallow,* um die richtige Balance zu finden, so dass Herz und Kopf, Verstand und Empfindung miteinander verschmelzen können
- *Sea Pink,* um Harmonie in den Energiefluss zwischen den Energiezentren zu bringen

Holy Grail

Die Blütenessenzmischung Holy Grail enthält vier Mittel, die gemeinsam eingesetzt werden, um körperliche, geistige und spirituelle Harmonie zu erlangen.

- *Balsam,* um vollständige Anwesenheit zu gewährleisten, Liebe und Nähe ausdrücken zu können und mit anderen zu teilen
- *Globe-Thistle,* um auf dem Weg zur Einheit freimütig Opfer bringen zu können
- *Lady's Mantle,* um Gewissheit zu bringen, dass die unendliche Weisheit allen zuteil wird
- *Rose Alba,* um schöpferische Ausdruckskraft zu schenken, um in Worten und Taten die Kraft des wahren Selbst widerspiegeln zu können

First Aid

Die Blütenessenzmischung First Aid enthält vier Mittel, die gemeinsam eingesetzt werden, um in schweren Krisensituationen Erste-Hilfe zu leisten. First Aid ist bei Verletzungen jeder Art geeignet, ob sie seelischer, geistiger oder körperlicher Natur sind.

- *Daisy,* um ein Gefühl des Schutzes und der inneren Ruhe zu finden
- *Scottish Primrose,* um die Lebensenergie im Herzen zu verankern, sowie Gelassenheit und die Gefühle für Frieden und Liebe zu fördern
- *Bell Heather,* für Stabilität und Selbstvertrauen
- *Thistle,* um in schwierigen Situationen Mut zum entschlossenen Handeln zu fassen

Anhang

Die Hersteller sind wie folgt abgekürzt: BB = Bach-Blüten, BA = Blütenarbeitskreis Steyerberg, IF = IrisFlora, Y = Yggdrasil, FF = Findhorn Flowers, BR = Bloesem Remedies.

Blütenmittel	Botanische Bez.	Anderer Name	Hersteller
Acker-Hundskamille	Anthemis arvensis		BA
Ackerkratzdistel	Cirsium arvense		Y
Agrimony	Agrimonia eupatoria	Odermennig	BB
Alpenveilchen	Cyclamen purpurascens		BA
Amaranthus	Amaranthus caudatus	Gartenfuchsschwanz	Y
Angelika	Angelica sylvestris	Engelwurz	BA, Y
Apfel	Malus domestica		BA
Apple	Malus sylvestris	Apfel	FF
Arnika	Arnika montana	Berg-Wohlverleih	BA
Aspen	Populus tremula	Espe, Zitterpappel	BB
Astlose Graslilie	Anthericum liliago		IF
Augentrost	Euphrasia stricta		BA
Balsam	Impatiens glandulifera	Drüsentragendes Springkraut	FF
Bärenklau	Heracleum sphondylium		BA
Beech	Fagus sylvatica	Rotbuche	BB
Beemdkroon	Knautia arvensis	Acker-Witwenblume	BR
Beifuß	Artemisia vulgaris		IF
Beinwell	Symphytum officinale		BA, IF
Bell Heather	Erica cinerea	Grauheide	FF
Bergahorn	Acer pseudoplatanus		IF

Bergflockenblume	Centaurea montana		IF
Bibernelle	Pimpinella saxifraga	Pimpinelle	BA
Birch	Betula pendula	Weißbirke	FF
Birne	Pyrus communis		BA
Boerenwormkruid	Tanacetum vulgare	Rainfarn	BR
Bosrank	Clematis vitalba	Waldrebe	BR
Braunelle	Prunella vulgaris	Kleine Braunelle	BA, Y
Brennessel	Urticaria dioica		BA
Brombeere	Rubus fruticosus		BA
Broom	Cytisus scoparius	Besenginster	FF
Centaury	Centaurium umbellatum	Tausendgüldenkraut	BB
Cerato	Ceratostigma willmottiana	Bleiwurz	BB
Cherry Plum	Prunus cerasifera	Kirschpflaume	BB
Chestnut Bud	Aesculus hippocastanum	Rosskastanienknospe	BB
Chicory	Cichorium intybus	Wegwarte	BB
Clematis	Clematis vitalba	Weiße Waldrebe	BB
Crab Apple	Malus pumila	Holzapfel	BB
Daisy	Bellis perennis	Gänseblümchen	FF
Echte Goldrute	Solidago virga aurea		Y
Echte Kamille	Matricaria chamomilla		Y
Efeu	Hedera helix		BA
Ehrenpreis	Veronica officinalis		BA
Eibisch	Althaea officinalis		BA
Elder	Sambucus nigra	Schwarzer Holunder	FF
Elm	Ulmus procera	Ulme	BB
Engelwortel	Angelica archangelica	Engelwurz	BR
Erdbeere	Fragaria vesca		BA
Esparsette	Onobrychis viciaefolia		BA
Felsenfetthenne	Sedum reflexum		Y
Flockenblume	Centaurea montana	Bergflockenblume	BA
Flutender Hahnenfuß		Ranunculus fluitans	IF
Fuchs' Kreuzkraut	Senecio fuchsii		IF

Fünffingerkraut	Potentilla reptans		BA
Gänseblümchen	Bellis perennis		Y
Gelbe Schafgarbe	Achillea filipendula		BA
Gemeiner Feinstrahl	Erigeron strigosus		Y
Gemswurz	Doronicum clusii	Zottige Gemswurz	BA
Gentian	Gentiana amarella	Herbstenzian	BB
Gilbweiderich	Lysimachia vulgaris		BA
Globe-Thistle	Echinops sphaerocephalus	Kugeldistel	FF
Glockenblume	Campanula sp.		BA
Gorse	Ulex europaeus	Stechginster	BB, FF
Granatapfel	Punica granatum		BA
Grass of Parnassus	Parnassia palustris	Sumpfherzblatt	FF
Habichtskraut	Hieracleum pilosella		BA
Hahnenfuß	Ranunculus flammula	Brennender Hahnenfuß	BA
Harebell	Campanula rotundifolia	Glockenblume	FF
Hasenklee	Trifolium arvense	Ackerklee	BA
Hazel	Corylus avellana	Haselnuss	FF
Heather	Calluna vulgaris	Heidekraut	BB
Heidenelke	Dianthus deltoides		BA
Hirtentäschel	Capsella bursa pastoris		BA
Holly	Ilex aquifolium	Stechpalme	BB
Holunder	Sambucus nigra	Schwarzer Holunder	BA
Holy-Thorn	Crataegus sp.	Weißdorn	FF
Hondsdraf	Glechoma hederacea	Gundermann	BR
Honeysuckle	Lonicera caprifolium	Geißblatt	BB
Hornbeam	Carpinus betulus	Hainbuche	BB
Huflattich	Tussilago farfara		BA
Impatiens	Impatiens glandulifera	Drüsentragendes Springkraut	BB
Iona Pennywort	Umbilicus rupestris	Felsen-Venusnabel	FF
Jasmin	Philodelphus coronarius	Falscher Jasmin	BA
Judaspenning	Lunaria annua	Mondviole	BR
Kanadische Goldrute	Solidago canadensis		Y

Kirsche	Prunus cerasus domestica		BA
Klaproos	Papaver rhoeas	Klatschmohn	BR
Klatschmohn	Papaver rhoeas	Klaproos	BA, Y
Klein Streepzaad	Crepis capillaris	Kleinköpfiger Pippau	BR
Klein Viltinkszwam	Coprinus xanthotrix	Tintling	BR
Knöterich	Fallopia aubertii	Schlingknöterich	BA
Kohldistel	Cirsium oleraceus		BA
Komkommerkruid	Borago officinalis	Borretsch	BR
Königskerze	Verbascum thapsiforme		BA
Kornblume	Centaurea cyanus		Y
Krauser Ampfer	Rumex crispus		BA
Kriechender Günsel	Ajuga reptans		IF
Kruidje-Roer- Me-Niet	Mimosa pudica	Mimose	BR
Lady's Mantle	Alchemilla vulgaris	Frauenmantel	FF
Larch	Larix decidua	Lärche	BB
Laurel	Prunus lusitanica	Lorbeer	FF
Lerchensporn	Corydalis claviculata	Rankender Lerchensporn	BA
Lichtnelke	Silene dioica	Rote Lichtnelke	BA
Lime	Tilia platyphyllos	Sommerlinde	FF
Lotus	Nelumbo nucifera		IF
Löwenmaul	Antirrhinum majus		BA
Löwenzahn	Taraxacum officinale		IF, Y
Mädesüß	Filipendula ulmaria		IF
Magnolie	Magnolia soulangeana		BA
Mallow	Lavatera	Malve	FF
Margerite	Chrysanthemum leucanthemum		Y
Meisterwurz	Peucedanum ostruthium		BA
Mimulus	Mimulus guttatus	Gefleckte Gauklerblume	BB
Mittlerer Wegerich	Plantago media	Weidewegerich	BA
Monkey Flower	Mimulus guttatus	Gefleckte Gauklerblume	FF

Moschus Malve	Malva moschata		IF
Mustard	Sinapis arvensis	Ackersenf	BB
Mycena	Mycena polygramma	Helmling	BR
Nachtkerze	Oenothera parviflora	Kleine Nachtkerze	BA
Oak	Quercus robur	Eiche	BB
Olive	Olea europaea	Olive	BB
Oreganum	Origanum vulgare		BA
Paarse Dovenetel	Lamium purpureum	Rote Taubnessel	BR
Papegaaieblad	Althernanthera dentata	Papageienblatt	BR
Passionsblume	Passiflora incarnata		Y
Phacelia	Phacelia tanacetifolia	Bienenfreund	BA
Pine	8Pinus sylvestris	Kiefer	BB
Purple Flower	Centratherum punctatum		BR
Quellwasser	Aqua petra		BA
Ragged Robin	Lychnis flos-cuculi	Kuckucksblume	FF
Red Chestnut	Aesculus carnea	Rote Kastanie	BB
Reuzenbalsemien	Impatiens glandulifera	Drüsentragendes Springkraut	BR
Ringelblume	Calendula officinalis		BA , Y
Robinie	Robinia pseudoacacia	Scheinakazie	BA , Y
Rock Rose	Helianthemum nummularium	Gelbes Sonnenröschen	BB
Rock Water	Aqua petra	Quellwasser	BB
Rode Bosvogeltje	Cephalanthera rubra	Rotes Waldvögelchen	BR
Rosa Schafgarbe	Achillea millefolium		Y
Rose Alba	Rosa alba	Alba Rose	FF
Rose Water Lily	Nymphaea sp.	Rosa Seerose	FF
Rote Schafgarbe	Achillea millefolium ssp. rubra		BA
Rote Taubnessel	Lamium purpureum		Y
Roter Klee	Trifolium pratense		BA
Rowan	Sorbus aucuparia	Eberesche	FF
Rührmichnichtan	Impatiens noli-tangere	Echtes Springkraut	BA
Sauerampfer	Rumex acetosa		Y

Scharfe Fetthenne	Sedum acre	Scharfer Mauerpfeffer	Y
Schlangenknöterich	Polygonum bistorta		IF
Schlehe	Prunus spinosa	Schwarzdorn	BA , IF
Schlüsselblume	Primula veris	Wiesenprimel	BA
Schneeball	Viburnum lantana		BA
Schöllkraut	Chelidonium majus		Y
Schwarzer Holunder	Sambucus nigra		IF
Scleranthus	Scleranthus annuus	Einjähriger Knäuel	BB
Scots Pine	Pinus sylvestris	Kiefer	FF
Scottish Primrose	Primula scotica	Primel (schottische)	FF
Sea Pink	Armeria maritima	Grasnelke	FF7
Sea Rocket	Cakile maritima	Meersenf	FF
Sedum album	Sedum album	Weißer Mauerpfeffer	Y
Seerose	Nymphaea alba		IF
Seifenkraut	Saponaria officinalis		Y
Silverweed	Potentilla anserina	Gänsefingerkraut	FF
Sneeuwklokje	Galanthus nivalis	Schneeglöckchen	BR
Snowdrop	Galanthus nivalis	Schneeglöckchen	FF
Sonnenblume	Helianthus annuus		BA
Spitzwegerich	Plantago lanceolata		BA
Spotted Orchid	Dactyorrhiza fuchsii	Knabenkraut	FF
Star of Bethlehem	Ornithogalum umbellatum	Doldiger Milchstern	BB
Stinkende Gouwe	Chelidonium majus	Schöllkraut	BR
Stonecrop	Sedum anglicum	Fetthenne	FF
Storchenschnabel	Geranium robertianum	Ruprechtskraut	BA
Strahlenlose Kamille	Matricaria discoidea		BA
Sumpfschafgarbe	Achillea ptarmica		BA
Sweet Chestnut	Castanea sativa	Esskastanie	BB
Sycamore	Acer pseudoplatanus	Bergahorn	FF
Teunisbloem	Oenothera lamarckiana	Nachtkerze	BR
Thistle	Cirsium vulgare	Kratzdistel	FF
Traubenkirsche	Prunus padus		BA
Valerian	Valeriana officinalis	Echter Baldrian	FF
Vergissmeinnicht	Myosotis sylvatica		BA, Y

Vervain	Verbena officinalis	Eisenkraut	BB
Vingerhoedskruid	Digitalis purpurea	Fingerhut	BR
Vogelwicke	Vicia cracca		BA
Wachtelweizen	Melampyrum sylvaticum		BA
Walnut	Juglans regia	Walnuss	BB
Wasser Schwertlilie	Iris pseudoacorus		IF
Water Cress	Nasturtium officinale	Wasserkresse	FF
Water Violet	Hottonia palustris	Sumpfwasserfeder	BB
Weidenröschen	Epilobium angustifolium	Schmalblättriges Weidenröschen	BA
Weißdorn	Crataegus oxycantha		BA
Weiße Schafgarbe	Achillea millefolium		BA
Weißer Klee	Trifolium repens		BA
White Chestnut	Aesculus hippocastanum	Rosskastanie	BB
Wiesenkerbel	Anthriscus sylvestris		IF
Wiesensalbei	Salvia pratensis		Y
Wijnruit	Ruta graveolens	Weinraute	BR
Wild Oat	Bromus ramosus	Waldtrespe	BB
Wild Pansy	Viola tricolor	Wildes Stiefmütterchen	FF
Wild Rose	Rosa canina	Heckenrose	BB
Wildbirne	Pyrus pyraster	Mostbirne	Y
Wilde Bertram	Achillea ptarmica	Sumpfschafgarbe	BR
Wilder Wein	Parthenocissus quinquefolia		Y
Willow	Salix vitellina	Weide	BB
Willowherb	Chamaenerion angustifolium	Waldweidenröschen	FF
Winde	Convolvulus arvensis	Ackerwinde	BA
Witwenblume	Knautia sylvatica	Waldwitwenblume	BA
Wolfsauge	Ancusa arvensis		IF
Yellow Star Tulip	Calochortus monophylllus	Mormonentulpe	BR
Zimthimbeere	Rubus odoratus		BA

Zwiebeltragende		
Zahnwurz	Dentaria bulbifera	IF
Zypressenwolfsmilch	Euphorbia cyparissias	BA

Stichworte, Themen und Leitgedanken

Die folgenden Stichworte sollen einen Überblick über die Essenzen geben. Es sind nur die wichtigsten Eigenschaften aufgeführt, die die Blütenmittel unterstützen beziehungsweise zu lindern vermögen.

WAS ESSENZEN BRINGEN

Eigenschaft	Blütenmittel
Abgrenzung	Kruidje-Roer-Me-Niet (BR)
Ängste lösen	Aspen (BB)
Anpassung	Reuzenbalsemien (BR), Flutender Hahnenfuß (IF), Gemswurz (BA), Knöterich (BA), Huflattich (BA), Oreganum (BA), Winde (BA Stinkende Gouwe (BR)
Aufgeschlossenheit	Water Violet (BB)
Ballast abwerfen	Sneeuwklokje (BR)
Bedürfnisse, eigene	Brennessel (BA), Centaury (BB), Sumpfschafgarbe (BA), Witwenblume (BA)
Bedürfnisse, eigene erkennen	Balsam (FF)
Bedürfnisse, körperliche genießen	Wilder Wein (Y)
Begeisterungsfähigkeit	Rose (BA)
Beweglichkeit	Eibisch (BA)
Beziehung, zwischenmenschliche	Lime (FF), Rote Taubnessel (Y)
Da-Sein	Angelika (Y)
Disziplin	Impatiens (BB)

Durchsetzungsvermögen	Beinwell (IF), Kriechender Günsel (IF), Sonnenblume (BA)
Einfühlungsvermögen	Vergissmeinnicht (Y)
Einklang von Gedanken und Gefühlen	Mallow (FF)
Einklang von Geist und Seele	Passionsblume (Y)
Einklang von Körper und Seele	Klatschmohn (Y), Sea Pink (FF)
Einsicht, spirituelle	Rose Alba (FF)
Entgiftung	Rosa Schafgarbe (Y)
Entscheidungen, gefühlsmäßige	Beifuß (IF)
Entscheidungsfähigkeit	Boerenwormkruid (BR), Broom (FF)
Entscheidungsfähigkeit, gefühlsmäßige	Gemeiner Feinstrahl (Y)
Entschlossenheit	Thistle (FF)
Entschlusskraft	Gemswurz (BA), (BB)
Entspannung	Angelika (Y), Löwenzahn (IF), Quellwasser (BA), Cherry Plum (BB)
Erdung der Seele	Braunelle (Y)
Erdung	Astlose Graslilie (IF), Sonnentau (BA), Beemdkroon (BR), Bosrank (BR), Löwenzahn (BA), Löwenzahn (Y), Mycena (BR)
Erholung	Echte Kamille (Y)
Erkennen der eigenen Fähigkeiten	Sauerampfer (Y)
Erlebnisse verarbeiten	Schlangenknöterich (IF)
Freiräume schaffen	Brennessel (BA)
Friede, innerer	Birch (FF), Scottish Primrose (FF), Grass of Parnassus (FF)
Geborgenheit	Gelbe Schafgarbe (BA), Glockenblume (BA), Sonnentau (BA)
Geduld	Impatiens (BB), Sycamore (FF)
Gefühle ausdrücken können	Holly (BB)
Gefühlswahrnehmung	Esparsette (BA), Heidenelke (BA)
Gelassenheit in Krisen	Rock Rose (BB), Acker-Hundskamille (BA), Elm (BB), Holly (BB), Vervain (BB)

Gelassenheit	Grass of Parnassus (FF), Löwenzahn (IF), Schlehe (IF), Stinkende Gouwe (BR)
Genuss	Kirsche (BA), Rock Water (BB)
Grenzen erkennen	Strahlenlose Kamille (BA)
Grenzen, eigene erkennen	Robinie (Y), Sycamore (FF), Oak (BB)
Großmut	Vine (BB)
Halt, innerer	Vogelwicke (BA)
Harmonie	Scottish Primrose (FF)
Herzenswärme	Klaproos (BR), Klatschmohn (BA) Klatschmohn (Y)
Hingabe	Rose Water Lily (FF)
Hoffnung	Gorse (BB), Wild Rose (BB), Gorse (FF), Komkommerkruid (BR), Snowdrop (FF)
Klarheit in Geist und Seele	Kruidje-Roer-Me-Niet (BR)
Klarheit in Körper und Seele	Wild Pansy (FF)
Klarheit	Paarse Dovenetel (BR)
Klarheit, gedankliche	Vergissmeinnicht (BA), Gänseblümchen (Y)
Klarheit, gefühlsmäßige	Ehrenpreis (BA), Hondsdraf (BR)
Klarheit, geistige	Jasmin (BA), Gänseblümchen (BA), Broom (FF)
Klarheit, innere	Beifuß (IF)
Konzentration	Beinwell (BA), Chestnut Bud (BB)
Körperbewusstsein	Crab Apple (BB)
Kraft	Beinwell (IF), Frauenschuh (IF), Larch (BB), Olive (BB)
Kraft, persönliche	Monkey Flower (FF)
Kraft, spirituelle	Judaspenning (BR)
Krisen bewältigen	Sweet Chestnut (BB), Star of Bethlehem (BB)

Lebensfreude	Apfel (BA), Kirsche (BA), Klatschmohn (BA), Mustard (BB), Gorse (FF), Komkommerkruid (BR), Margerite (Y), Rose (BA), Valerian (FF), Weißdorn (BA)
Lebenslust	Kanadische Goldrute (Y), Wild Rose (BB)
Lebensmut	Gorse (BB)
Lebenssituation annehmen	Sedum album (Y)
Lebensweg finden	Walnut (BB), Wild Oat (BB)
Lebensweg gehen	Wilde Bertram (BR)
Lebenswille	Seifenkraut (Y)
Leichtigkeit	Daisy (FF), Valerian (FF)
Liebe, uneigennützige	Chicory (BB)
Loslassen können	Beemdkroon (BR), Chicory (BB), Purple Flower (BR), Robinie (BA), Schlangenknöterich (IF), Storchenschnabel (BA), Kleine Viltinkszwam (BR) Thistle (FF
Mitgefühl	Holy-Thorn (FF))
Mut	Johanniskraut (BA), Mimulus (BB), Thistle (FF)
Nachsicht	Holly (BB)
Naturverbundenheit	Balsam (FF), Ringelblume (Y)
Nervenstärke	Frauenschuh (IF)
Ordnung, innere	Sedum album (Y)
Realitätsbezug	Aspen (BB), Clematis (BB), Hazel (FF)
Realititätssinn	Scharfe Fetthenne (Y)
Reife	Hondsdraf (BR)
Reinigung	Ragged Robin (FF), Mycena (BR) Water Cress (FF)
Ruhe, geistige	White Chestnut (BB)

Ruhe, innere	Reuzenbalsemien (BR), Habichtskraut (BA), Lichtnelke (BA) Klatschmohn (Y), Moschus Malve (IF), Ringelblume (BA), Roter Klee (BA) Wilde Bertram (BR)
Schaffensfreude	Spotted Orchid (FF)
Schicksal annehmen	Willow (BB)
Schöpferische Kraft	Bergahorn (IF), Gänseblümchen (Y) Amaranthus (Y)
Schutz vor Umwelteinflüssen	Weiße Schafgarbe (BA)
Schutz, spiritueller	Wijnruit (BR)
Schwächen, eigene akzeptieren	Agrimony (BB), Pine (BB), Beech (BB)
Selbstwertgefühl	Erdbeere (BA)
Selbstakzeptanz	Holy-Thorn (FF)
Selbständigkeit	Alpenveilchen (BA), Walnut (BB)
Selbstannahme	Fuchs' Kreuzkraut (IF), Kanadische Goldrute (Y)
Selbstbeherrschung	Willowherb (FF)
Selbstbewusstsein	Moschus Malve (IF)
Selbstdisziplin	Apple (FF), Silverweed (FF)
Selbsterkenntnis	Wachtelweizen (BA)
Selbstfindung	Sweet Chestnut (BB)
Selbstheilungskraft der Seele	Echte Kamille (Y)
Selbstheilungskraft	Braunelle (BA), Braunelle (IF)
Selbstvertrauen	Bell Heather (FF), Braunelle (BA), Hahnenfuß (BA), Larch (BB), Harebell (FF), Spitzwegerich (BA), Zwiebeltragende Zahnwurz (IF)
Selbstverwirklichung	Silverweed (FF), Yellow Star Tulip (BR)
Selbstwahrnehmung	Augentrost (BA), Efeu (BA), Spitzwegerich (BA)

Selbstwertgefühl	Elder (FF), Kriechender Günsel (IF), Weißer Klee (BA)
Sexuelle Genussfähigkeit	Flockenblume (BA)
Sicherheit	Habichtskraut (BA)
Sinnlichkeit	Bergflockenblume (IF)
Stabilität, innere	Bell Heather (FF)
Stärke, innere	Laurel (FF), Apple (FF), Globe-Thistle (FF)
Stille, innere	Stonecrop (FF)
Tatkraft	Bergahorn (IF), Thistle (FF)
Überlebenswillen	Weißdorn (BA)
Urvertrauen	Mädesüß (IF)
Verantwortung	Beinwell (BA), Eibisch (BA)
Verbindung zum höheren Selbst	Judaspenning (BR), Rode Bosvogeltje (BR), Vingerhoedskruid (BR)
Verbindung zur Spiritualität	Sauerampfer (Y)
Vereinigung von Körper und Geist	Bärenklau (BA)
Vergangenheit, abschließen	Honeysuckle (BB)
Vergebung	Robinie (BA), Rowan (FF)
Verhaltensmuster, neue	Krauser Ampfer (BA)
Verletzungen verarbeiten	Star of Bethlehem (BB)
Verluste verarbeiten	Wolfsauge (IF)
Verständnis für andere	Beech (BB), Heather (BB), Reuzenbalsemien (BR)
Vertrauen in das höhere Selbst	Engelwortel (BR)
Vertrauen in den Fluss des Lebens	Hirtentäschel (BA), Mädesüß (IF)
Vertrauen in die eigene Wahrnehmung	Wiesenkerbel (IF)
Vertrauen in die Intuition	Wasser Schwertlilie (IF)
Vertrauen in höhere Führung	Boerenwormkruid (BR)
Vertrauen in höheren Schutz	Angelika (BA)
Vertrauen zu anderen	Rührmichnichtan (BA)
Vetrauen in die eigene Kraft	Elm (BB)
Weiterentwicklung	Stonecrop (FF)
Wesentliches erkennen	Brombeere (BA)

Widerstandsfähigkeit	Amaranthus (Y)
Willenskraft, sanfte	Vine (BB)
Zufriedenheit	Wild Oat (BB)

WANN ESSENZEN HELFEN KÖNNEN

Eigenschaft	Blütenmittel
Abwehr, ständige	Schlehe (BA)
Aggressivität	Holly (BB), Klatschmohn (BA)
Angepasstheit	Weißer Klee (BA)
Angst	Grass of Parnassus (FF)
Angst, sich einzulassen	Beinwell (BA)
Angst um andere	Red Chestnut (BB)
Angst vor Ablehnung	Bibernelle (BA), Weißer Klee (BA)
Angst vor Beherrschung	Lime (FF)
Angst vor Behinderung durch andere	Gilbweiderich (BA)
Angst vor dem Tod	Snowdrop (FF)
Angst vor den eigenen dunklen Seiten	Nachtkerze (BA), Iona Pennywort (FF)
Angst vor Einsamkeit	Balsam (FF)
Angst vor Kontrollverlust	Cherry Plum (BB)
Angst vor Mangel	Harebell (FF), Sea Rocket (FF)
Angst vor Umwelteinflüssen	Weiße Schafgarbe (BA)
Angst vor zerstörerischen Ereignissen	Lerchensporn (BA)
Angst vor Zurückweisung	Alpenveilchen (BA), Holy Thorn (FF)
Angst zu versagen	Beinwell (IF)
Angst	Birne (BA), Johanniskraut (BA), Scottish Primrose (FF)
Angst, Berührungsangst	Kohldistel (BA), Echte Goldrute (Y)
Angst, verlassen zu werden	Traubenkirsche (BA)
Anpassungsfähigkeit, fehlende	Flutender Hahnenfuß (IF), Gemswurz (BA), Huflattich (BA),
Anspannung	Klatschmohn (BA)

Anstrengung	Amaranthus (Y)
Aufopferung	Centaury (BB)
Ballast, seelischer	Wijnruit (BR)
Bedürfnisse anderer nicht erkennen	Heather (BB)
Bedürfnisse unterdrücken	Witwenblume (BA)
Bedürfnisse, körperliche ablehnen	Bärenklau (BA)
Beeinflussbarkeit	Rode Bosvogeltje (BR)
Chaos	Paarse Dovenetel (BR)
Depressionen	Mustard (BB)
Disziplin, übersteigerte	Magnolie (BA)
Durchsetzungsvermögen, fehlendes	Clematis (BB), Gentian (BB), Huflattich (BA),
Ehrgeiz	Vine (BB)
Eigenveranwortung, mangelnde	Hondsdraf (BR)
Einsamkeit	Alpenveilchen (BA), Water Violet (BB), Moschus Malve (IF), Vergissmeinnicht (Y)
Empfindlichkeit	Daisy (FF), Wiesenkerbel (IF) Gelbe Schafgarbe (BA)
Entscheidungsfähigkeit, fehlende	Boerenwormkruid (BR), Laurel (FF), Gemeiner Feinstrahl (Y), Scleranthus (BB)
Entspannung	Engelwortel (BR)
Erfahrungen, nicht verarbeitet	Bibernelle (BA)
Erfahrungen, schlechte	Klatschmohn (BA), Bell Heather (FF)
Ernsthaftigkeit	Valerian (FF)
Erschöpfung	Arnika (BA), Olive (BB), Sycamore (FF)
Erwartungen, übersteigerte	Knöterich (BA)
geistige Leere	Judaspenning (BR)
Gewissenhaftigkeit	Pine (BB)
Gier	Silverweed (FF)
Grübelei	White Chestnut (BB)
Handlungsunfähigkeit in Krisen	Thistle (FF)

Harmoniebedürfnis, übersteigertes	Centaury (BB), Heidenelke (BA), Königskerze (BA), Agrimony (BB)
Heimatlosigkeit	Oreganum (BA)
Hoffnungslosigkeit	Gorse (FF), Wild Rose (BB)
Ich-Bezogenheit	Heather (BB), Lime (FF)
Intoleranz	Beech (BB), Lime (FF)
Konflikte	Scottish Primrose (FF)
Kontaktscheu	Moschus Malve (IF), Rührmichnichtan (BA)
Konzentration, fehlende	Vergissmeinnicht (BA), Daisy (FF), Brombeere (BA), Bosrank (BR)
Körpergefühl, fehlendes	Rosa Schafgarbe (Y)
Krankheit	Braunelle (BA), Braunelle (IF), Water Cress (FF)
Krise	Birne (BA), Star of Bethlehem (BB), Gentian (BB), Scottish Primrose (FF), Thistle (FF), Olive (BB), Rock Rose (BB)
Kurzschlussreaktionen	Cherry Plum (BB)
Langeweile	Kirsche (BA)
Lebenssinn, fehlender	Löwenzahn (Y)
Lebenssituation, neue	Gemswurz (BA), Brennessel (BA), Vingerhoedskruid (BR), Schwarzer Holunder (IF)
Lebensunlust	Gorse (FF), Rose (BA)
Luftschlösser bauen	Clematis (BB)
Machtmissbrauch	Rose Alba (FF)
Mangel an geistiger Führung	Rose Water Lily (FF)
Maßlosigkeit	GlobeThistle (FF)
Materialismus	Judaspenning (BR)
Mitgefühl, fehlendes	Beech (BB)
Mutlosigkeit	Sweet Chestnut (BB)
Neid	Holly (BB)
Nervosität	Acker-Hundskamille (BA)
neue Aufgaben scheuen	Schneeball (BA), Winde (BA)

Ohnmacht	Schlehe (IF), Thistle (FF), Erdbeere (BA), Krauser Ampfer (BA)
Opferrolle	GlobeThistle (FF)
Orientierungslosigkeit	Wild Pansy (FF), Strahlenlose Kamille (BA)
Perfektionismus, übersteigerter	Rock Water (BB)
Pessimismus	Larch (BB), Gentian (BB), Beemdkroon (BR), Snowdrop (FF), Larch (BB), Wasser Schwertlilie (IF)
Pflichten scheuen	Beinwell (BA)
Pflichtgefühl, übersteigertes	Bergahorn (IF)
Reizbarkeit	Kirsche (BA)
Sauberkeitsbedürfnis, übersteigertes	Crab Apple (BB)
Scheu vor Risiken	Zwiebeltragende Zahnwurz (IF)
Schicksalsschläge	Gentian (BB), Komkommerkruid (BR)
Schubladendenken	Holunder (BA)
Selbstbetrug	Iona Pennywort (FF)
Selbstbewusstsein, geringes	Centaury (BB)
Selbstdisziplin, übersteigerte	Quellwasser (BA), Rock Water (BB)
Selbstmitleid	Rowan (FF)
Selbstsucht	Silverweed (FF)
Selbstüberforderung	Knöterich (BA), Mädesüß (IF), Robinie (Y)
Selbstvertrauen, fehlendes	Larch (BB), Hahnenfuß (BA), Spitzwegerich (BA), Wasser Schwertlilie (IF), Rode Bosvogeltje (BR)
Selbstvorwürfe	Monkey Flower (FF), Pine (BB)
Selbstwahrnehmung, gestörte	Wachtelweizen (BA)
Selbstwahrnehmung, mangelnde	Augentrost (BA)
Selbstwertgefühl, fehlendes	Elder (FF), Hasenklee (BA), Lime (FF)
Selbstzweifel	Schlüsselblume (BA), Zwiebeltragende Zahnwurz (IF)

sexuelle Belange ignorieren	Wilder Wein (Y)
sexuelle Probleme	Bergflockenblume (IF)
sexuelles Ungleichgewicht	Flockenblume (BA)
Sorge	Valerian (FF)
Sorgfalt, mangelnde	Impatiens (BB)
Stillstand	Stonecrop (FF)
Stolz	Water Violet (BB)
Sturheit	Oak (BB)
Sucht nach Anerkennung	Kriechender Günsel (IF)
Tagträumereien	Birch (FF)
Tyrannei	Vine (BB)
Überforderung	Schneeball (BA), Elm (BB), Oak (BB), Olive (BB), Frauenschuh (IF), Löwenzahn (IF), Wiesensalbei (Y)
Überfürsorglichkeit	Red Chestnut (BB), Chicory (BB)
Überlastung	Sea Pink (FF)
Überschwänglichkeit	Cherry Plum (BB), Reuzenbalsemien (BR)
Unruhe	White Chestnut (BB)
Unsicherheit in Gruppen	Esparsette (BA)
Unsicherheit	Heather (BB), Heidenelke (BA), Wild Oat (BB)
Unzufriedenheit	Sea Rocket (FF), Willow (BB)
Verletzlichkeit	Kohldistel (BA)
Verbitterung	Hazel (FF), Willow (BB)
Vergangenheit, nicht verarbeitet	Honeysuckle (BB)
Vergiftung durch die Umwelt	Ragged Robin (FF)
Verhaltensmuster, alte	Efeu (BA), Krauser Ampfer (BA)
Verkrampfung	Angelika (Y)
Verlassenheit	Rose Water Lily (FF)
Verletzlichkeit	Grass of Parnassus (FF), Klaproos (BR), Klein Viltinkszwam (BR)
Verletzung, alte	Fünffingerkraut (BA), Robinie (BA)

Verlorenheit	Glockenblume (BA)
Verlust	Olive (BB)
Verschlossenheit	Seerose (IF)
Verteidigung	Ackerkratzdistel (Y)
Verunsicherung	Habichtskraut (BA)
Verwirrung	Brombeere (BA), Gänseblümchen (BA), Broom (FF), Wild Pansy (FF)
Verzweiflung	Sweet Chestnut (BB), Wild Rose (BB)
Vorahnungen	Aspen (BB)
Vorurteile	Beech (BB), Rose Alba (FF)
Wandlung, innere	Walnut (BB)
Zeitdruck	Hirtentäschel (BA)
Zurückhaltung	Bibernelle (BA)

Bachblüten-Test

Dieser Aussagenkatalog soll dabei helfen, den Blütenessenzen nach Dr. Bach auf die Spur zu kommen. Besonders Anfänger können mit seiner Hilfe die Menge der Blüten bereits auf einige wenige eingrenzen. Man notiert einfach die Zahlen, hinter den Aussagen, die auf die Testperson zutreffen. Der Test entbindet allerdings nicht vom sorgfältigen Studium der Blütenbeschreibungen.

Manche Tage fangen schon schlecht an . . . 15
Ich weiß, mich zu benehmen 3
Ich kann meine Gefühle gut verbergen 1, 14
Ich möchte es gern allen recht machen 4, 28
Ich bin ständig müde und fühle mich geschwächt 13, 17, 23
Ich weiß nicht genau, was ich aus meinem Leben machen soll 28, 33, 38
Ich wälze mich oft schlaflos im Bett und komme nicht zur Ruhe 1, 25, 35
Ich bin ein zurückhaltender Typ 19, 20, 24
Ich finde nur schlecht Kontakt zu anderen Menschen 20, 38

Was andere tun, geht mich nichts an 34
Wenn ich einen anderen Beruf hätte, wäre vieles leichter 15, 16, 24
Ich stehe vor großen Veränderungen in meinem Leben 33
Ich ziehe das Unglück an wie ein Magnet 2, 12
Mein Leben hat keinen Sinn 13
Ich fürchte mich vor meiner eigenen Gewalttätigkeit 6
Ich lasse mich von anderen Menschen beeinflussen 4, 5, 33
Ich kann gut durchhalten 11, 20
Ich kann mich schnell für etwas begeistern 5, 31
Ich fühle mich oft gestresst 7, 10, 11, 17, 31
Ich habe Schwierigkeiten, eine Meinung zu ändern 30, 32
Schon oft habe ich grundlos Freunde verloren 19
Bei mir geht immer alles schief 12, 19
Ich fühle mich hoffnungslos 13, 30, 37
Mein Tag ist fest verplant 3, 27
Ich mache mir oft Sorgen um andere 25
Ich bin schüchtern 20, 34
Ich löse meine Probleme gern allein 22, 34
Ich leide unter Stimmungsschwankungen 21
Ich kümmere mich hauptsächlich um meine eigenen Angelegenheiten 34
Meine Gedanken drehen sich häufig im Kreis 35
Ich kann nachts nicht schlafen 1, 31, 35
Ich habe oft Schuldgefühle 4
Ich bin zuverlässig und pflichtbewusst 3, 24, 27
Ich habe oft ein schlechtes Gewissen 24, 27
Anderen geht es besser als mir 15, 38
Manchmal könnte ich vor Wut platzen 6, 15
Ich kann nicht gut mit Menschen umgehen 6, 20, 34
Ich rechne immer mit dem Schlimmsten 2, 12
Ich fühle mich müde und erschöpft 1, 4, 17, 23, 30, 31, 37
Ich engagiere mich für andere 4, 27,31
Ich tue alles für meinen Mann/meine Frau/meine Kinder 4
Mir wächst alles über den Kopf 9, 17, 11
Ich fühle mich oft einsam 1, 14, 34
Ich gebe nie auf 22

Ich versuche, es allen recht zu machen   24
Ich liebe romantische Geschichten   9
Ich fühle mich traurig und niedergeschlagen   21
Ich lasse mich leicht beeinflussen   5, 33
Ich bin sehr gutmütig   8
Ich fühle mich unattraktiv   27
Ich versuche, niemanden zu verletzen   4, 28
Ein Fleck auf dem Teppich macht mich rasend   10
Ich hasse es, auf irgendetwas warten zu müssen   18
Ich wälze oft stundenlang dieselben Probleme   1, 28, 35
Ich hatte einen schweren Unfall   29
Oft lausche ich angstvoll in die Dunkelheit   2
Mir macht das Leben keinen Spaß mehr   13, 30 37
Ich probiere viel aus   36
Ich kann mich nicht gut entspannen   18
Ich habe immer unglaublich viel zu tun   17
Ich habe Angst vor dem Zahnarzt oder bei Gewitter   20
Ich habe soviel Arbeit, ich weiß gar nicht, wo ich anfangen soll   4, 17
Früher war alles einfacher   16
Ich habe Zweifel an meinen Entscheidungen   5, 28, 33
Ich bin leicht reizbar   6, 15, 18
Ich treffe Entscheidungen nicht gern allein   5
Ich kann nicht gut allein sein   19
Ich kann nicht gut zuhören   15
Ich kann mein Leben nicht mehr ändern   4, 13
Ich habe keine Lust mehr, etwas Neues auszuprobieren   16, 19
Ich bin abergläubisch   2, 9
Ich mag mich selbst nicht besonders   19
Ich frage mich, womit ich das ganze Unglück verdient habe   7, 12, 15, 37, 38
Ich bestimme gern, wo es langgeht   11, 20, 32
Ich kann nicht gut abschalten   1, 24
Ich habe eine schwere seelische Erschütterung hinter mir   29
Ich bin zielstrebig   22
Ich ärgere mich oft über die Dummheit anderer   3, 10, 18
Ich bin nicht gern allein   1, 4

Wenn ich etwas vorhabe, kommt gewiss etwas dazwischen   12, 19
Ich habe Angst   2, 20, 25, 26
Manchmal könnte ich vor Wut platzen   6, 15
Ich weiß nicht mehr weiter   13, 28
Immer wieder leide ich unter Verstimmungen   21
Ich fühle mich erschöpft   1, 23, 30, 37
Ich habe schon viel geleistet   15, 27
Ich stehe oft unter Druck   6, 17
Ich habe eine gute Beobachtungsgabe   3, 8
Alle Dinge haben ihren festen Platz   10
Ich bin ungeduldig   18
Ich kann nur schwer entscheiden, was wichtig ist   10
Bei mir zu Hause ist alles sauber und ordentlich   10
Ich träume oft vom großen Glück   9
Ich bin oft unaufmerksam   9, 35
Ich kann mich nur schwer konzentrieren   9, 18
Meine Familie ist undankbar   8, 15, 38
Bis ich etwas erklärt habe, mache ich es lieber selbst   18
Ich fühle mich ausgenutzt   4, 8, 38
Ich tue alles für meine Familie   8
Ich opfere mich auf   8, 31
Ich werde nie rechtzeitig mit meiner Arbeit fertig   7
Immer muss ich mich über die gleichen Dinge ärgern   3, 7
Ich gerate häufig in Zeitnot   7, 28
Immer passieren mir dieselben blöden Sachen   7
Ich bin jähzornig   6, 15
Ich habe früh gelernt, meine Gefühle nicht zu zeigen   1
In meiner Wohnung kann man vom Fußboden essen   10
Ich spüre Schwingungen, die andere nicht wahrnehmen   2, 20
Meine Freunde halten mich für überspannt   2
Ich sage oft Sachen, die ich nicht so meine   6
Ich lasse mich oft überreden   5
Ich werde oft ausgenutzt   8, 24, 38
Ich tue vieles, was andere möchten   4, 24
Ich kann nur schlecht „nein" sagen   24

Ich weiß gleich, ob ein Mensch etwas taugt 3
Es fällt mir schwer, das Gute in anderen Menschen zu sehen 3, 15
Ich leide unter Alpträumen 2
Ich habe Angst, etwas schlimmes zu tun 6
Ich glaube an übersinnliche Phänomene 2
Ich streite nicht gern 1, 19
Ich leide unter Panikattacken 26
Wie es in mir aussieht, geht niemanden etwas an 1, 14
Ich probiere nur ungern Dinge aus 19, 20
Ich kann meine Ängste genau beschreiben 20, 25
Ich kann an meinem Dasein ohnehin nichts ändern 12, 13, 30
Ich scheue Risiken 12, 20

Lösung

1. Agrimony	20. Mimulus
2. Aspen	21. Mustard
3. Beech	22. Oak
4. Centaury	23. Olive
5. Cerato	24. Pine
6. Cherry Plum	25. Red Chestnut
7. Chestnut Bud	26. Rock Rose
8. Chicory	27. Rock Water
9. Clematis	28. Scleranthus
10. Crab Apple	29. Star of Bethlehem
11. Elm	30. Sweet Chestnut
12. Gentian	31. Vervain
13. Gorse	32. Vine
14. Heather	33. Walnut
15. Holly	34. Water Violet
16. Honeysuckle	35. White Chestnut
17. Hornbeam	36. Wild Oat
18. Impatiens	37. Wild Rose
19. Larch	38. Willow

Glossar

Chakra
Sanskr. „Rad", „Lotosblume". Bezeichnet Kraftzentren im menschlichen Leib. Man kann sich diese wie Räder vorstellen, die ständig in Bewegung sind. Blüte und Stengel eines Chakras sind im Astralleib verankert, die Wurzel befindet sich im physischen Körper. Im Idealfall bewegen sich alle Chakren in gleichmäßiger Schwingung (siehe auch Seite 24).

Esoterik
Griech. esoterikos = zum inneren Kreis gehörig. Bezeichnet ursprünglich die Lehren bestimmter Gruppen, die einem nur dann zugänglich sind, wenn man zuvor im Rahmen einer Aufnahmezeremonie Mitglied dieser Gruppe geworden ist. Der heutige Gebrauch des Wortes bezieht sich auf alle Lehren, die dem Menschen helfen, sein wirkliches Selbst zu erkennen, Wege zum Neuaufbau aufzeigen und Philosophien anbieten.

Karma
Sanskr. „Folge". Hauptbestandteil des Buddhismus. Karma bezeichnet die Folgen, die der Wiedergeborene in seinem alten Leben verursacht hat, und deren Auswirkungen er nun tragen muss. Der karmische Wille, ob günstig oder nicht, äußert sich in Gedanken, Worten oder Taten.

Kundalini
Hind. „Schlangenkraft". Vorstellung einer Kraft, die wie eine Schlange zusammengerollt im Muladhara-Chakra schläft. Wird sie geweckt, steigt sie nach oben und versetzt auf ihrem Weg die einzelnen Chakren in Schwingung. Ist sie im Sahashara-Chakra, also am Scheitel-Chakra, angekommen, kann sie sich mit dem Brahman, dem nicht personifizierten Prinzip des Universums, verbinden.

Prana
Sanskr. „atmen", Einer der sieben Körper des Menschen, zwischen physischem Körper und Astralleib. Bezeichnet auch die universelle Lebenskraft. Nach dem Tod löst sich dieser Energiekörper in der kosmischen Energie auf. Sitz des Prana ist das Herz.

Spiritualität
Wesentlicher Bestandteil der Esoterik. Bezeichnet das „reinere" Bewusstsein über dem persönlichen, die geistige Welt über der materiellen.

Transformation
Erreichen einer weiteren Stufe auf dem Weg zur Erlösung.

Bezugsadressen

Bloesem Remedies Nederland, Postbus 6139, 5960 AC Horst, NL,
    Tel: 077-3 98 78 26 b.g.g. 3 98 90 11, Fax: 077-3 98 78 27
    E-mail: Bloesem@Worldonline.nl; www.bloesem-remedies.com
Blüten-Arbeitskreis, Peter Ekl, Martin Greif Höhe 1, 84539 Zangberg-Palmberg
    Tel: 0 86 36-69 87 54, Fax: 0 86 36-69 89 89
Findhorn Flower Essences, „Wellspring", 31 The Park, Findhorn Bay,
    Forres, Moray, Scotland IV36 OTY
    Tel: 0 13 09-69 01 29, Fax: 0 13 09-69 13 00
IrisFlora, Anne Rensing, Dorfstraße 18, 54649 Mauel/Eifel,
    Tel: 0 65 54-14 35 Fax: 0 65 54-15 22
    E-mail: irisflora@t-online.de
Yggdrasil, Dipl.-Ing. Ute Janson, Talpromenade 2b, 90765 Fürth
    Tel: 09 11-76 35 17 Fax: 09 11-7 65 92 73

Literaturhinweise

Das große Praxisbuch der Esoterik, Wilhelm Goldmann Verlag, München, 1992
Albrodt, Dirk (Hrsg.): Enzyklopädie der einheimischen Blütenessenzen, Reise
    Know-How Verlag, Peter Rump GmbH, Bielefeld
Finck, Hans: Handbuch Blütenessenzen Scherz Verlag, Bern, München, Wien,
    1997
Ekl, Peter: Blütentherapie und Naturerfahrung, Reise Know-How Verlag, Peter
    Rump GmbH, Bielefeld 1997
Häge, Walter: Bachblüten und Edelsteintherapie, Modul Verlag, Wiesbaden, 1998
Scheffer, Mechthild: Bach Blütentherapie in Theorie und Praxis, Heinrich Hugen-
    dubel Verlag, München, 1985
Scheffer, Mechthild: Die praktische Anwendung der Original Bach-Blütentherapie
    in Fragen und Antworten, Wilhelm Goldmann Verlag, München, 1993
Scheffer, Mechthild: Erfahrungen mit der Bach Blütentherapie, Heinrich Hugen-
    dubel Verlag, München, 1984
Schmidt, Sigrid: Innere Harmonie durch Bach-Blüten, Gräfe und Unzer Verlag
    GmbH, München 1994
Wenzel, Irmgard: Blüten-Therapie nach Dr. Bach, Falken-Verlag GmbH, Niedern-
    hausen/Ts. 1995
Werner, Helmut: Lexikon der Esoterik, MECO Buchproduktion, Dreieich, 1991
Zerbst, Marion: Sanft heilen mit Blütenessenzen aus aller Welt, Georg Thieme
    Verlag, Stuttgart, 1998

Register